中药学专业知识（二）

临考冲刺模拟试卷（一）

第一部分 常用单味中药

一、A 型题（最佳选择题。共 24 题，每题 1 分。每题的备选答案中只有一个最佳答案）

1. 白茅根除利尿通淋外，又能（　　）
   A. 化瘀止血　　　　　　B. 温经止血
   C. 凉血止血　　　　　　D. 收敛止血
   E. 益气摄血
2. 荆芥生用不具有的功效是（　　）
   A. 散风　　　　　　　　B. 发表
   C. 止血　　　　　　　　D. 透疹
   E. 止痒
3. 全蝎研末内服，成人每次服用量是（　　）
   A. 0.6~1g　　　　　　　B. 1.5~2g
   C. 2.5~4g　　　　　　　D. 4.5~6.0g
   E. 6.5~10g
4. 常山与雄黄的共同功效是（　　）
   A. 杀虫　　　　　　　　B. 补火助阳
   C. 燥湿祛痰　　　　　　D. 涌吐痰涎
   E. 截疟
5. 马钱子的功效是（　　）
   A. 消肿散结　　　　　　B. 化瘀散结
   C. 软坚散结　　　　　　D. 破气止痛
   E. 祛风止痛
6. 防风不具有的功效是（　　）
   A. 解痉　　　　　　　　B. 止痛
   C. 胜湿　　　　　　　　D. 活血通络
   E. 祛风解表

7. 炒炭可用于治疗衄血、吐血、便血、崩漏等证的辛温解表药是( )
   A. 麻黄   B. 荆芥
   C. 紫苏   D. 桂枝
   E. 白芷

8. 紫草的功效是( )
   A. 清热凉血，解毒散结   B. 清热凉血，活血散瘀
   C. 凉血活血，解毒透疹   D. 清热凉血，解毒安胎
   E. 凉血止血，解毒散结

9. 金银花与连翘共有的功效是( )
   A. 清解热毒，消痈散结   B. 清解热毒，凉血消斑
   C. 清解热毒，疏散风热   D. 清解热毒，利尿
   E. 清解热毒，利湿退黄

10. 大黄的用量为( )
    A. 0.5~2g   B. 1~5g
    C. 2~6g   D. 5~10g
    E. 5~12g

11. 巴豆的主治病证不包括( )
    A. 瘰疬痰核   B. 大腹水肿
    C. 寒积便秘   D. 小儿痰食积滞
    E. 痈疽脓成未溃

12. 某医师治初产妇乳房肿痛最喜用蒲公英，除因蒲公英清热解毒而消痈肿外，又能( )
    A. 活血   B. 凉血
    C. 通络   D. 化痰
    E. 通乳

13. 能治疗心悸、失眠的利水渗湿药是( )
    A. 泽泻   B. 薏苡仁
    C. 茯苓   D. 茵陈
    E. 萆薢

14. 草果的功效是( )
    A. 燥湿健脾，祛风湿   B. 燥湿行气，消积平喘
    C. 燥湿化痰，降逆止呕   D. 燥湿行气，温中止呕
    E. 燥湿温中，除痰截疟

15. 凡能温里散寒，以治疗里寒证为主要作用的药物，称为( )
    A. 温里药   B. 补虚药
    C. 泻下药   D. 补阳药
    E. 安神药

16. 具有抑制血小板聚集作用的中药是( )
    A. 陈皮   B. 干姜

C. 肉桂 D. 附子
E. 枳实

17. 夏枯草的用量为（　　）
    A. 5~8g B. 5~10g
    C. 10~15g D. 12~15g
    E. 10~18g

18. 下列药物能清虚热、泻肺火的药是（　　）
    A. 黄连 B. 地骨皮
    C. 黄柏 D. 芦根
    E. 鱼腥草

19. 瞿麦除利尿通淋外，又能（　　）
    A. 通气下乳 B. 清肺止咳
    C. 润肠通便 D. 杀虫止痒
    E. 破血通经

20. 主治冠心病心绞痛及心律失常的中药是（　　）
    A. 当归 B. 半夏
    C. 桃仁 D. 川贝母
    E. 延胡索

21. 被称为治烫伤及毒蛇咬伤之要药的中药是（　　）
    A. 西红花 B. 白鲜皮
    C. 乳香 D. 郁金
    E. 虎杖

22. 牛膝的功效是（　　）
    A. 活血，行气，止痛
    B. 破血行气，消积止痛
    C. 活血祛瘀，润肠通便，止咳平喘
    D. 活血通经，祛瘀止痛
    E. 活血通经，利尿通淋，补肝肾，强筋骨

23. 牵牛子为峻下逐水药，其主治病证不包括（　　）
    A. 水肿鼓胀 B. 痰饮喘满
    C. 大便秘结 D. 癥瘕积聚
    E. 虫积腹痛

24. 既能治疗胸痹、结胸，又能治疗乳痈肿痛、肠痈、肺痈的中药是（　　）
    A. 天南星 B. 海浮石
    C. 瓜蒌 D. 桔梗
    E. 浙贝母

二、B 型题（配伍选择题。共 38 题，每题 1 分。备选答案在前，试题在后。每组若干题。每组题均对应同一组备选答案。每题只有一个正确答案，每个备选答案可重复选用，也可不选用）

A. 熊胆 B. 秦皮
C. 夏枯草 D. 谷精草
E. 青葙子

25. 某男，25 岁。1 周前患风热头痛，近日又患目赤肿痛羞明。治当疏散风热、明目退翳，宜选用的药是（　）
26. 某女，45 岁。患赤白带下半年，近日又患目赤肿痛。治当清肝明目、清热解毒、燥湿止带，宜选用的药是（　）
27. 某女，40 岁。素患有肝火上升之头晕目赤，近日又患痰火郁结之瘰疬。治当清肝明目、散结消肿，宜选用药是（　）

A. 半夏 B. 甘遂
C. 郁金 D. 人参
E. 牵牛子

28. "十八反"中乌头反（　）
29. "十八反"中藜芦反（　）
30. "十九畏"中丁香畏（　）
31. "十九畏"中巴豆畏（　）

A. 疏散风热 B. 散结消肿
C. 润肠通便 D. 利尿通淋
E. 消肿排脓

32. 夏枯草除清肝明目外，又能（　）
33. 决明子除清肝明目外，又能（　）
34. 谷精草除明目退翳外，又能（　）

A. 茵陈 B. 吴茱萸
C. 木香 D. 苍术
E. 黄柏

35. 黄连用治湿热泻痢腹痛，里急后重，常配伍（　）
36. 黄连用治肝火犯胃，肝胃不和，常配伍（　）
37. 黄柏用治湿热下注，足膝肿痛，多配伍（　）
38. 栀子用于退黄疸，常配伍（　）

A. 清热解毒，息风止痉，化痰开窍　B. 清热解毒，疏散风热，消肿散结，利尿

C. 清热解毒，消痈散结，利湿通淋　　D. 排脓消痈，清热解毒，利尿通淋
E. 清热解毒，凉血消斑，利咽消肿

39. 连翘的功效是（　　）
40. 蒲公英的功效是（　　）
41. 板蓝根的功效（　　）

A. 大黄　　　　　　　　　　　B. 芒硝
C. 番泻叶　　　　　　　　　　D. 芦荟
E. 火麻仁

42. 具有活血祛瘀作用的泻下药是（　　）
43. 具有清肝、杀虫功效的泻下药是（　　）
44. 外用清热消肿明目的药物是（　　）
45. 不具清热作用的药物是（　　）

A. 凉血止血　　　　　　　　　B. 息风止痉
C. 升阳止泻　　　　　　　　　D. 祛风止痛
E. 疏肝，透疹

46. 桑叶除疏散风热、清肺润燥外，又能（　　）
47. 蔓荆子除疏散风热、清利头目外，又能（　　）

A. 祛风除湿，散寒止痛　　　　B. 祛风除湿，解表
C. 祛风通络，定惊止痉　　　　D. 舒筋活络，除湿和胃
E. 祛风湿，通经络，消骨鲠

48. 蕲蛇的功效是（　　）
49. 木瓜的功效是（　　）

A. 神曲　　　　　　　　　　　B. 麦芽
C. 莱菔子　　　　　　　　　　D. 山楂
E. 鸡内金

50. 既能消食，又能活血的药物是（　　）
51. 既能消食，又能回乳的药物是（　　）
52. 既能消食，又能化痰的药物是（　　）
53. 既能消食，又能消石的药物是（　　）

A. 草薢　　　　　　　　　　　B. 桑枝
C. 防己　　　　　　　　　　　D. 徐长卿
E. 海金沙

54. 某男，55岁，患风湿痹痛10年，今日又患膏淋，尿如米泔，宜选用的药是（　　）

55. 某男，40岁，患风湿痹痛5年，近日又被毒蛇咬伤，宜选用的药是（ ）

    A. 射干   B. 白头翁
    C. 马齿苋   D. 穿心莲
    E. 白花蛇舌草

56. 既治热毒血痢，又治阿米巴痢疾的药是（ ）
57. 既治湿热泻痢，又治感冒发热的药是（ ）
58. 既治热毒血痢，又治血热崩漏的药是（ ）

    A. 甘苦寒   B. 甘辛温
    C. 苦酸凉   D. 甘辛寒
    E. 甘咸温

59. 当归的主要性味是（ ）
60. 白芍的主要性味是（ ）
61. 天冬的主要性味是（ ）
62. 鹿茸的主要性味是（ ）

三、C型题（综合分析选择题。共2道大题，每道大题包含3小题，共6题，每题1分。每题的备选答案中只有一个最佳答案）

患者，男，51岁，因易患感冒给予玉屏风散治疗，获得较好效果。后予玉屏风散加桂枝10g，服药40分钟后感上腹部不适，伴轻度腹痛，恶心，面部、上下肢及小腹部出现红色斑块，奇痒难忍，伴心烦难受。立即给予50%葡萄糖加氟美松5mg静注，症状逐渐缓解。后方去桂枝未再出现过敏反应。

63. 桂枝的性能特点是（ ）
    A. 辛温发散，微苦略降，重在宣肺，药力较强
    B. 辛温发散，甘温助阳，流畅血脉，入心、肺、膀胱经，既走表，又走里
    C. 辛温发散，入肺、脾经
    D. 辛而微温发散
    E. 辛香发散，微温不烈，药力平和，入肺、肝经

64. 桂枝的功效是（ ）
    A. 发汗解表，宣肺平喘，利水消肿   B. 发表散寒，行气宽中，安胎，解鱼蟹毒
    C. 发汗解表，温中止呕，温肺止咳   D. 散风解表，透疹止痒，止血
    E. 发汗解肌，温通经脉，助阳化气

65. 桂枝的使用注意是（ ）
    A. 表虚自汗、阴虚盗汗及肾虚咳喘者忌服
    B. 气虚和表虚者慎服
    C. 温热病、阴虚阳盛及血热妄行诸出血证忌服，孕妇及月经过多者慎服

D. 阴虚内热及热盛者忌服
E. 体虚多汗、阴虚头痛者忌服

患者,男,59岁。初诊,患者有慢性胃炎史。来诊时症见胃脘痞闷、胀痛不适,伴嗳气、恶心、饮食不香,治用中药:焦白术,茯苓,陈皮,制半夏,木香,椒壳,焦檀曲,生甘草。每日1剂,煎服;服药3剂后,胃脘胀痛感轻,但恶心未除,饮食不思,口淡而黏,乃于原方中加砂仁3g(后下),继服。药进2剂,患者腹部及外生殖器出现大小不等的团块样、淡红色皮疹,奇痒不堪。经西药抗过敏治疗2天,皮疹消退,诸症恢复正常。两个月后,患者因胃病复发再次来诊,治予前方加太子参,砂仁仍用3g(后下)。药进1剂,腹部及外生殖器又出现团块样皮疹,奇痒难忍。亦经西药抗过敏治疗3天而疹退痒消。后按上方去砂仁继服,再未出现上述皮肤过敏反应。

66. 砂仁的主治病证不包括( )
    A. 湿阻中焦证   B. 脾胃气滞证
    C. 脾胃虚寒吐泻   D. 妊娠恶阻,气滞胎动不安
    E. 阴寒闭暑,暑湿证,湿温初起

67. 砂仁配( ),化湿、理气、调中止痛力胜,凡湿滞、食积,或夹寒所致脘腹胀痛即可投用。
    A. 木香   B. 陈皮
    C. 茯苓   D. 制半夏
    E. 焦白术

68. 砂仁的使用注意是( )
    A. 辛香温燥,故阴虚火旺者忌服   B. 芳香、辛散,故阴虚血燥、气虚者慎服
    C. 辛香温燥,故火升作呕者忌服   D. 辛香温燥,故阴虚火旺者慎服
    E. 芳香温散,有伤阴助火之虞,故阴虚火旺者忌服

四、X型题（多项选择题。共7题,每题1分。每题的备选答案中有2个或2个以上正确,少选或多选均不得分）

69. 以下属于解表药的有( )
    A. 辛温解表药   B. 辛凉解表药
    C. 发散风热药   D. 发散风寒药
    E. 清热泻火药

70. 海螵蛸的功效有( )
    A. 收敛止血   B. 下气利咽
    C. 制酸止痛   D. 收湿敛疮
    E. 固精止带

71. 川芎的性能特点主要是( )
    A. 辛温行散   B. 苦能泄降
    C. 入血走气   D. 上行头颠

E. 下走血海
72. 白及的主治病证有（　　）
　　A. 咯血，咳血，衄血，吐血，外伤出血
　　B. 疮痈肿毒烫伤
　　C. 肺痈而咳吐腥痰脓血日渐减少者
　　D. 手足皲裂，肛裂
　　E. 热病烦渴，胃热呕
73. 化痰止咳平喘药的适应范围主要有（　　）
　　A. 咳嗽痰多　　　　　　　　B. 癫痫惊厥
　　C. 瘰疬瘿瘤　　　　　　　　D. 痰饮喘息
　　E. 阴疽流注
74. 麝香的药理作用有（　　）
　　A. 对中枢神经系统有兴奋与抑制的双重作用
　　B. 抗肿瘤
　　C. 兴奋子宫
　　D. 雄性激素样作用
　　E. 扩张冠状动脉
75. 补虚药在使用中应注意的是（　　）
　　A. 体健无虚者，不宜应用　　B. 邪实而正不虚者，不宜乱用
　　C. 湿盛中满者忌用补气药　　D. 阴虚火旺者不宜用补阳药
　　E. 湿阻中焦及脾虚便溏者慎用补血及补阴药

第二部分　常用中成药

一、A 型题（最佳选择题。共16题，每题1分。每题的备选答案中只有一个最佳答案）

76. 感冒清热颗粒除疏风散寒外，又能（　　）
　　A. 解热止痛　　　　　　　　B. 解表清热
　　C. 清热解毒　　　　　　　　D. 清肺热
　　E. 宣肺止咳
77. 某男，30岁，高热后大便秘结，兼见口渴咽干、口唇干裂，舌红少津，宜选用的中成药是（　　）
　　A. 舟车丸　　　　　　　　　B. 当归龙荟丸
　　C. 增液口服液　　　　　　　D. 九制大黄丸
　　E. 通便灵胶囊
78. 某男，35岁，因肝胆湿热而导致头晕目赤、耳鸣、耳肿疼痛、胁痛口苦、尿赤涩

痛，宜选用的中成药是（   ）
   A. 黄连上清丸   B. 一清颗粒
   C. 牛黄解毒丸   D. 牛黄至宝丸
   E. 龙胆泻肝丸

79. 某女，63岁，患胃病多年，症见脘腹疼痛，喜温喜按，嘈杂吞酸，食少，证属脾胃虚寒，宜选用的中成药是（   ）
   A. 良附丸   B. 香砂养胃丸
   C. 香砂平胃丸   D. 附子理中丸
   E. 小建中合剂

80. 某男，50岁，患胃病多年，症见脘腹冷痛，呕吐泄泻，手足不温。证属脾胃虚寒，宜选用的成药是（   ）
   A. 右归丸   B. 良附丸
   C. 四逆汤   D. 香砂养胃丸
   E. 附子理中丸

81. 凡以疏散表邪，治疗表邪所致的各种表证为主要作用的中药制剂，称为（   ）
   A. 解表剂   B. 祛暑剂
   C. 表里双解剂   D. 泻下剂
   E. 清热剂

82. 二陈丸的药物组成是（   ）
   A. 陈皮、半夏、茯神、甘草   B. 陈皮、厚朴、茯苓、甘草
   C. 陈皮、半夏、茯苓、甘草   D. 陈皮、半夏、苦杏仁、甘草
   E. 化橘红、半夏、茯苓、甘草

83. 藿香正气水的药物组成（   ）
   A. 广藿香油、苍术、陈皮、厚朴（姜制）、白芷、茯苓、大腹皮、生半夏、甘草、紫苏叶油
   B. 广藿香油、苍术、陈皮、厚朴（姜制）、白芷、茯苓、大腹皮、生半夏、甘草浸膏、紫苏叶油
   C. 广藿香油、苍术、陈皮、厚朴（姜制）、白芷、茯苓、大腹皮、生半夏、甘草浸膏、紫苏叶
   D. 广藿香油、苍术、陈皮、厚朴（姜制）、白芷、茯苓、大腹皮、半夏、甘草浸膏、紫苏叶油
   E. 藿香油、苍术、陈皮、厚朴（姜制）、白芷、茯苓、大腹皮、生半夏、甘草浸膏、紫苏叶油

84. 舟车丸的功能是（   ）
   A. 润肠通便   B. 活血通便
   C. 行气逐水   D. 泻火通便
   E. 健脾利湿

85. 主治胃肠积滞所致的便秘、湿热下痢、口渴不休、停食停水、胸热心烦、小便赤黄的中成药是（   ）

A. 通便宁片 B. 当归龙荟丸
C. 九制大黄丸 D. 麻仁胶囊
E. 增液口服液

86. 某男，20岁。夏初因气温突降，小雨不断，患流行性感冒2天。症见发热，恶寒，肌肉酸痛，鼻塞流涕，咳嗽，头痛，咽干咽痛，舌偏红，苔黄腻。证属热毒袭肺，宜选用的成药是( )
A. 荆防颗粒 B. 桂枝合剂
C. 双黄连颗粒 D. 九味羌活颗粒
E. 连花清瘟胶囊

87. 某男，45岁。平日喜食辛辣，近日突发头痛眩晕，目赤耳鸣，口燥咽干，大便燥结。证属胃肠积热，治当清热解毒、泻火通便，宜选用的成药是( )
A. 芩连片 B. 黛蛤散
C. 西黄丸 D. 清开灵片
E. 牛黄至宝丸

88. 肺阴虚所致的燥咳、咯血忌用的祛痰剂是( )
A. 二陈丸 B. 橘贝半夏颗粒
C. 礞石滚痰丸 D. 清气化痰丸
E. 复方鲜竹沥液

89. 止嗽定喘口服液属于( )
A. 润肺止咳剂 B. 发表化饮平喘剂
C. 泄热平喘剂 D. 化痰平喘剂
E. 补肺平喘剂

90. 紫雪散主要具有( )功能。
A. 清热解毒，镇惊开窍 B. 清热开窍，止痉安神
C. 清热解毒，镇惊安神 D. 芳香开窍，行气止痛
E. 芳香开窍，止痉安神

91. 某男，50岁，患泄泻多年，症见肠鸣腹胀，五更泄泻，食少不化，久泻不止，面黄肢冷。证属肾阳不足，宜选用的成药是( )
A. 理中丸 B. 薯蓣丸
C. 四神丸 D. 启脾丸
E. 河车大造丸

二、B型题（配伍选择题。共22题，每题1分。备选答案在前，试题在后。每组若干题。每组题均对应同一组备选答案。每题只有一个正确答案，每个备选答案可重复选用，也可不选用）

A. 生化丸 B. 桂枝茯苓丸
C. 保妇康栓（泡沫剂） D. 消糜栓
E. 花红颗粒（片）

92. 妇科常用中成药的药物组成中含有莪术油的是（　　）
93. 妇科常用中成药的药物组成中含有当归的是（　　）
94. 妇科常用中成药的药物组成中含有蒺藜的是（　　）
95. 妇科常用中成药的药物组成中含有紫草的是（　　）
96. 妇科常用中成药的药物组成中含有牡丹皮的是（　　）

  A. 燥湿化痰　　　　　　　　B. 化痰通便
  C. 健脾补肾　　　　　　　　D. 化痰，息风
  E. 化痰，止嗽

97. 二陈丸除理气和胃外，又能（　　）
98. 固本咳喘片除益气固表外，又能（　　）
99. 儿童清肺丸除清肺解表外，又能（　　）

  A. 龙牡壮骨颗粒　　　　　　B. 一捻金
  C. 琥珀抱龙丸　　　　　　　D. 健脾消食丸
  E. 牛黄抱龙丸

100. 治疗和预防小儿佝偻病、软骨病的中成药是（　　）
101. 主治小儿风痰壅盛所致的惊风的中成药是（　　）
102. 对小儿多汗、夜惊、食欲不振、消化不良、发育迟缓有治疗作用的中成药是（　　）
103. 主治饮食内伤所致的痰食型急惊风的中成药是（　　）

  A. 鼻炎康片　　　　　　　　B. 千柏鼻炎片
  C. 藿胆丸　　　　　　　　　D. 鼻渊舒胶囊（口服液）
  E. 辛芩颗粒

104. 外感风寒、肺脾气虚者慎用的治鼻鼽鼻渊剂是（　　）
105. 孕妇、肺脾气虚或气滞血瘀者慎用的治鼻鼽鼻渊剂是（　　）
106. 外感风热或风寒化热者慎用的治鼻鼽鼻渊剂是（　　）
107. 过敏体质者慎用的治鼻鼽鼻渊剂是（　　）
108. 运动员慎用的治鼻鼽鼻渊剂是（　　）

  A. 接骨七厘片　　　　　　　B. 接骨丸
  C. 七厘散（胶囊）　　　　　D. 舒筋活血片（胶囊）
  E. 活血止痛散（胶囊、片）

109. 需口服，并用黄酒送下的接骨疗伤剂是（　　）
110. 散剂：用温黄酒或温开水送服的接骨疗伤剂是（　　）
111. 需口服，一次3g，一日2次的接骨疗伤剂是（　　）

112. 口服、外用均有效的接骨疗伤剂是( )
113. 片剂：用温黄酒或温开水送服的接骨疗伤剂是( )

三、C型题（综合分析选择题。共4题，每题1分。每题的备选答案中只有一个最佳答案）

患者，男，28岁。高热烦躁，神昏谵语，口干舌燥，痰涎壅盛，舌绛，脉数。中医辨证论治之后处方安宫牛黄丸。

114. 安宫牛黄丸的药物组成不包括( )
 A. 黄连 B. 栀子
 C. 郁金 D. 珍珠
 E. 甘草

115. 安宫牛黄丸的功能是( )
 A. 清热解毒，镇惊开窍 B. 清热解毒，止痉安神
 C. 清热开窍，镇惊开窍 D. 清热开窍，止痉安神
 E. 芳香开窍，行气止痛

116. 安宫牛黄丸的主治病证不包括( )
 A. 邪入心包 B. 高热惊厥
 C. 尿赤便秘 D. 神昏谵语
 E. 中风昏迷

117. 对安宫牛黄丸的合理用药指导意见或者解释存在错误的是( )
 A. 孕妇禁用，寒闭神昏者不宜使用
 B. 因其含有毒的朱砂、雄黄，故不宜过量或久服，肝肾功能不全者慎用
 C. 服药期间，忌食辛辣食物
 D. 高热神昏、中风昏迷等口服本品困难者，当注射给药
 E. 在治疗过程中如出现肢寒畏冷、面色苍白、冷汗不止、脉微欲绝，由闭证变为脱证者应立即停药

四、X型题（多项选择题。共3题，每题1分。每题的备选答案中有2个或2个以上正确，少选或多选均不得分）

118. 肝肾功能不全者禁用的安神剂有( )
 A. 天王补心丸 B. 柏子养心丸（片）
 C. 养血安神丸（片、糖浆） D. 枣仁安神液（颗粒、胶囊）
 E. 解郁安神颗粒

119. 妇炎平胶囊是治疗湿热下注所致的带下病、阴痒的常用成药，使用的注意事项有( )
 A. 切忌内服 B. 孕妇禁用
 C. 月经期停用 D. 服药期间忌食辛辣
 E. 带下属脾肾阳虚者慎用

120. 化瘀消肿剂中内服外用均可收效的有（　　）
    A. 七厘散（胶囊）   B. 云南白药（胶囊、片）
    C. 跌打丸   D. 舒筋活血片（胶囊）
    E. 活血止痛散（胶囊、片）

第一部分　常用单味中药参考答案及解析

一、A 型题

1. 【试题答案】　C
【试题解析】本题考查要点是"止血药——白茅根的功效"。白茅根的功效：凉血止血，清热生津，利尿通淋。因此，本题的正确答案是 C。

2. 【试题答案】　C
【试题解析】本题考查要点是"辛温解表药——荆芥生用的功效"。荆芥生用长于发散，善散风解表、透疹止痒，为解表散风通用药，治表证及疹痒无论风寒风热皆可。炒炭性变收敛，善止血，治各种出血可选。因此，本题的正确答案是 C。

3. 【试题答案】　A
【试题解析】本题考查要点是"息风止痉药——全蝎的用法用量"。全蝎的用法用量：内服：煎汤，3~6g；研末，每次 0.6~1g；也可入丸散。外用：适量，研末外敷。因此，本题的正确答案是 A。

4. 【试题答案】　E
【试题解析】本题考查要点是"涌吐药——常山的功效、杀虫燥湿止痒药——雄黄的功效"。
（1）常山的功效：涌吐痰饮，截疟。
（2）雄黄的功效：解毒，杀虫，燥湿祛痰，截疟定惊。
因此，本题的正确答案是 E。

5. 【试题答案】　A
【试题解析】本题考查要点是"拔毒消肿敛疮药——马钱子的功效"。马钱子的功效：散结消肿，通络止痛。因此，本题的正确答案是 A。

6. 【试题答案】　D
【试题解析】本题考查要点是"辛温解表药——防风的功效"。防风的功效：祛风解表，胜湿，止痛，解痉。因此，本题的正确答案是 D。

7. 【试题答案】　B
【试题解析】本题考查要点是"荆芥的主治病证"。
（1）麻黄的主治病证：①风寒表实无汗证；②肺气不宣的喘咳证；③水肿兼有表证者。
（2）荆芥的主治病证：①风寒表证，风热表证；②麻疹透发不畅，风疹瘙痒；③疮疡初起有表证者；④（荆芥炭）衄血、吐血、便血、崩漏等证。

（3）紫苏的主治病证：①风寒感冒，咳嗽胸闷；②脾胃气滞证；③气滞胎动证；④食鱼蟹中毒引起的腹痛吐泻。

（4）桂枝的主治病证：①风寒表虚有汗，风寒表实无汗；②风寒湿痹，经寒血滞之月经不调、痛经、经闭、癥瘕；③胸痹作痛，阳虚心悸；④虚寒腹痛；⑤阳虚水肿，痰饮证。

（5）白芷的主治病证：①外感风寒或表证夹湿兼见头痛鼻塞者；②阳明头痛，眉棱骨痛，鼻渊头痛，牙痛；③风寒湿痹，寒湿带下；④疮疡肿毒。

因此，本题的正确答案是B。

8. 【试题答案】　C

【试题解析】本题考查要点是"紫草的功效"。紫草的功效：凉血活血，解毒透疹。因此，本题的正确答案是C。

9. 【试题答案】　C

【试题解析】本题考查要点是"金银花的功效、连翘的功效"。

（1）金银花的功效：清热解毒，疏散风热。

（2）连翘的功效：清热解毒，疏散风热，消肿散结，利尿。

因此，本题的正确答案是C。

10. 【试题答案】　D

【试题解析】本题考查要点是"大黄的用法用量"。大黄的用法用量：内服：煎汤，一般用5~10g，热结重症用15~20g，散剂减半。外用：适量，研末敷。生大黄泻下作用强，欲攻下者宜生用，入汤剂应后下，久煎则泻下力减弱；亦可用开水泡服，或研末吞服。酒大黄，取酒上行之性，多用于上部火热之证。制大黄，泻下力减弱，活血作用较好，多用于瘀血证或不宜峻下者。大黄炭则凉血化瘀止血。因此，本题的正确答案是D。

11. 【试题答案】　A

【试题解析】本题考查要点是"巴豆的主治病证"。巴豆的主治病证有：①寒积便秘，腹满胀痛，小儿痰食积滞；②大腹水肿；③寒实结胸，喉痹痰阻；④痈肿脓成未溃，恶疮烂肉，疥癣。因此，本题的正确答案是A。

12. 【试题答案】　E

【试题解析】本题考查要点是"清热解毒药——蒲公英的性能特点"。蒲公英既清解热毒而消痈肿，又利湿与通乳。虽善治各种疮痈，但以治乳痈最佳，并治火毒咽痛、目赤及湿热黄疸、淋痛。因此，本题的正确答案是E。

13. 【试题答案】　C

【试题解析】本题考查要点是"茯苓的主治病证"。

（1）泽泻的主治病证：①小便不利，水肿，淋浊，带下；②湿盛泄泻，痰饮。

（2）薏苡仁的主治病证：①小便不利，水肿，脚气肿痛；②脾虚泄泻；③湿温病邪在气分；④湿痹筋脉拘挛；⑤肺痈，肠痈。

（3）茯苓的主治病证：①小便不利，水肿，痰饮；②脾虚证，兼便溏或泄泻者尤佳；③心悸，失眠。

(4) 茵陈的主治病证：①黄疸；②湿疮，湿疹瘙痒。
(5) 萆薢的主治病证：①膏淋，白浊；②湿盛带下；③风湿痹痛。
因此，本题的正确答案是C。

14. 【试题答案】 E

【试题解析】本题考查要点是"芳香化湿药——草果的功效"。草果的功效：燥湿温中，除痰截疟。因此，本题的正确答案是E。

15. 【试题答案】 A

【试题解析】本题考查要点是"温里药的性能功效"。

(1) 凡药性温热，以温里散寒为主要功效的药物，称为温里药。本类药性温热，味多辛，或兼苦，或兼甘，主入脾、胃、肾、心经，兼入肝、肺经，主能温里散寒、温经止痛、补火助阳或回阳救逆，兼能化痰、燥湿、杀虫、止呃。

(2) 凡能补充人体物质亏损、增强人体功能活动，以提高抗病能力、消除虚弱证候为主要功效的药物，称为补虚药，习称补益或补养药。

本类药能补充人体气血阴阳的亏损而治各种虚证。补气和补阳类药大多药性甘温，能振奋衰弱的功能，改善或消除机体衰弱之形衰乏力、畏寒肢冷等症；补血和补阴类药药性甘温或甘寒不一，能补充人体阴血之不足及体内被耗损的物质，改善和消除精血津液不足的证候。

(3) 凡能引起腹泻或滑润大肠、促进排便的药物，称为泻下药。

本类药主能泻下通便，以排除胃肠积滞、燥屎及其他有害物质（毒物、寄生虫等）；或清热泻火，使实热壅滞通过泻下而清解；或逐水退肿，使水湿停饮从大小便排除，达到祛除停饮、消退水肿之目的。有些药物兼能逐瘀、消癥、杀虫。

(4) 凡以安定神志为主要功效的药物，称为安神药。本类药或为金石贝壳类，或为植物类，多入心、肝经。金石贝壳类药，因其质重而具镇心祛怯、安神定志之功；而植物类药多能滋养而具养心安神之功。

因此，本题的正确答案是A。

16. 【试题答案】 B

【试题解析】本题考查要点是"干姜的药理作用"。

(1) 陈皮的药理作用：本品有抑制胃肠道平滑肌、促进胃液分泌，抗胃溃疡、保肝、利胆、祛痰、平喘、抗炎、抗菌、抗病毒、升高血压等作用。

(2) 干姜的药理作用：本品有扩张血管、强心、升血压、抗缺氧、增强肠道运动、促进消化、抗溃疡、保护胃黏膜、利胆、止吐、镇痛、镇静、解热、抗炎、提高免疫功能、抑制血小板聚集、抗血栓形成、抗过敏、抗菌及镇咳祛痰等作用。

(3) 肉桂的药理作用：本品有强心、扩张血管、抗血栓形成、抗缺氧、抗氧化、改善性功能、保护肾上腺皮质功能、抗溃疡、利胆、镇痛、镇静、解热、抗炎、抑菌等作用。

(4) 附子的药理作用：本品有强心、抗心律失常、扩张血管、调节血压、提高耐缺氧能力、抗心肌缺血、抗休克、抗寒冷、促进下丘脑-垂体-肾上腺轴功能、增强免疫功能、抗炎、镇静、镇痛及局麻等作用。

(5) 枳实的药理作用：本品有调节胃肠蠕动、抗胃溃疡、抗炎、利胆、镇静、镇痛、抗过敏、升高血压、强心、增加心脑肾血流量、降低血管阻力、利尿及兴奋子宫等作用。

因此，本题的正确答案是 B。

17.【试题答案】 C

【试题解析】本题考查要点是"夏枯草的用法用量"。夏枯草的用法用量：内服：煎汤，10～15g，单用可酌加；或入丸散或熬膏服。因此，本题的正确答案是 C。

18.【试题答案】 B

【试题解析】本题考查要点是"地骨皮的功效"。
（1）黄连的功效：清热燥湿，泻火解毒。
（2）地骨皮的功效：退虚热，凉血，清肺降火，生津。
（3）黄柏的功效：清热燥湿，泻火解毒，退虚热。
（4）芦根的功效：清热生津，除烦止呕，利尿。
（5）鱼腥草的功效：清热解毒，排脓消痈，利尿通淋。
因此，本题的正确答案是 B。

19.【试题答案】 E

【试题解析】本题考查要点是"利水渗湿药——瞿麦的功效"。瞿麦的功效：利尿通淋，破血通经。因此，本题的正确答案是 E。

20.【试题答案】 E

【试题解析】本题考查要点是"延胡索的药理作用"。
（1）当归的药理作用：本品有抗贫血、增强免疫功能、抑制血小板聚集、抗血栓、抗心肌缺血缺氧、扩张外周血管、降血压、兴奋或抑制子宫平滑肌、松弛支气管平滑肌、降血脂、抗炎及保肝等作用。
（2）半夏的药理作用：本品有镇咳、镇吐、调节胃肠功能、利胆、抗癌、抗早孕等作用。
（3）桃仁的药理作用：本品有兴奋子宫、抗凝血、抗血栓、抗炎、抗过敏、镇痛、镇咳及润肠缓泻等作用。
（4）川贝母的药理作用：本品有镇咳、祛痰、降血压、松弛肠肌、兴奋子宫及升高血糖等作用。
（5）延胡索的药理作用：本品有镇痛、镇静、催眠、抗惊厥、扩张冠状动脉、增加冠脉血流量、抗心肌缺血、抑制血小板聚集、抗血栓、抗心律失常及抗溃疡等作用。
因此，本题的正确答案是 E。

21.【试题答案】 E

【试题解析】本题考查要点是"虎杖的性能特点"。
（1）西红花的性能特点：本品质轻甘寒，行散清泄，入心、肝经。既活血祛瘀，治血瘀兼热最宜；又凉血解毒，治热入营血、温毒发斑常用；还解郁安神，治忧郁痞闷、惊悸发狂可投。
（2）白鲜皮的性能特点：本品寒清解，苦燥泄，既入脾、胃经，又入膀胱与小肠经。

善清解热毒,能燥湿祛风而止痒,可利小肠水气、通利关节而退黄、止痹痛,治湿热疮疹、疥癣、湿热黄疸及风湿热痹常用。

(3) 乳香的性能特点:本品辛香行散,苦泄温通,主入心、肝经,兼入脾经。主活血,兼行气,善散瘀通络而止痛伸筋,消肿生肌而愈伤疗疮,被誉为外伤科要药。

(4) 郁金的性能特点:本品辛能行散,苦寒清泄,入心、肝、胆、肺经。能活血止痛、凉血清心、疏肝解郁、利胆退黄,并兼止血,为活血行气凉血之要药。凡血瘀气滞有热、肝郁化火、血热出血、热扰心神及湿热郁闭心窍,即可酌选。

(5) 虎杖的性能特点:本品苦能泄降,微寒能清,主入肝、胆,兼入肺经。主能活血定痛、祛风利湿、清热解毒、化痰止咳,并兼泻下通便。既治血瘀、湿热、热毒、肺热及肠道热结所致的多种病证,又治烫伤及毒蛇咬伤等。

因此,本题的正确答案是E。

22.【试题答案】 E

【试题解析】本题考查要点是"牛膝的功效"。牛膝的功效:活血通经,利尿通淋,引血下行,补肝肾,强筋骨。因此,本题的正确答案是E。

23.【试题答案】 D

【试题解析】本题考查要点是"峻下逐水药——牵牛子的主治病证"。牵牛子主治病证:①水肿,鼓胀,痰饮喘满。②大便秘结,食积停滞。③虫积腹痛。因此,本题的正确答案是D。

24.【试题答案】 C

【试题解析】本题考查要点是"瓜蒌的主治病证"。

(1) 天南星的主治病证:①顽痰咳嗽;②风痰眩晕,中风口眼㖞斜,癫痫,破伤风;③痈疽肿痛,瘰疬痰核。

(2) 海浮石的主治病证:①肺热咳喘;②瘰疬结核;③淋证。

(3) 瓜蒌的主治病证:①肺热咳嗽、痰稠不易咳出;②胸痹,结胸;③乳痈肿痛,肺痈,肠痈;④肠燥便秘。

(4) 桔梗的主治病证:①咳嗽痰多,咳痰不爽,咽痛音哑;②肺痈胸痛、咳吐脓血,痰黄腥臭。

(5) 浙贝母的主治病证:①肺热咳喘,风热咳嗽;②瘰疬,疮肿,乳痈,肺痈。

因此,本题的正确答案是C。

二、B 型题

25~27.【试题答案】 D、B、C

【试题解析】本题考查要点是"清热泻火药——谷精草、夏枯草和清热解毒药——秦皮的功效"。谷精草的功效:疏散风热,明目退翳。秦皮的功效:清热解毒,燥湿止带,清肝明目。夏枯草的功效:清肝明目,散结消肿。

28～31.【试题答案】 A、D、C、E

【试题解析】本组题考查要点是"半夏、人参、郁金和牵牛子的使用注意"。

（1）半夏的使用注意：本品温燥，故阴虚燥咳、出血证忌服，热痰慎服。生品毒大，一般不作内服。反乌头，不宜与附子、川乌、制川乌、草乌、制草乌同用。

（2）人参的使用注意：为保证人参的补气药效，服用人参时不宜饮茶水和吃白萝卜。因属补虚之品，邪实而正不虚者忌服。反藜芦，畏五灵脂，恶莱菔子、皂荚，均忌同用。

（3）郁金的使用注意：丁香畏郁金，不宜与丁香、母丁香同用。

（4）牵牛子的使用注意：本品峻泻有毒，故孕妇忌服，体弱者慎服，不宜多服、久服。不宜与巴豆同用。服用大剂量牵牛子，除对胃肠的直接刺激引起呕吐、腹痛、腹泻与黏液血便外，还可能刺激肾脏，引起血尿，重者尚可损及神经系统，发生语言障碍、昏迷等。

（5）甘遂的使用注意：本品峻泻有毒，故孕妇及虚寒阴水者忌服，体弱者慎服，不可连续或过量服用。又对消化道有较强的刺激性，服后易出现恶心呕吐、腹痛等副作用，用枣汤送服或研末装胶囊吞服，可减轻反应。反甘草，不宜与甘草同用。

32～34.【试题答案】 B、C、A

【试题解析】本组题考查要点是"清热泻火药的功效"。

（1）夏枯草的功效：清肝明目，散结消肿。
（2）决明子的功效：清肝明目，润肠通便。
（3）谷精草的功效：疏散风热，明目退翳。

35～38.【试题答案】 C、B、D、A

【试题解析】本组题考查要点是"黄连、黄柏和栀子的配伍"。

（1）黄连的配伍

①黄连配木香：黄连苦寒，功能清热燥湿、泻火解毒；木香辛苦性温，功能理肠胃气滞而止痛。两药相合，既清热燥湿解毒，又理气止痛，治湿热泻痢腹痛、里急后重每用。

②黄连配吴茱萸：黄连苦寒，功能清热燥湿泻火；吴茱萸辛苦而热，功能燥湿疏肝下气。两药相合，既清热泻火燥湿，又疏肝和胃制酸，治肝火犯胃、湿热中阻之呕吐泛酸。

③黄连配半夏、瓜蒌：黄连苦寒，功能清热燥湿泻火；半夏辛苦而温，功能燥湿化痰、消痞散结；瓜蒌甘寒，功能清热化痰、利气宽胸。三药相合，既泻火化痰，又消散痞结，治痰火互结之结胸证效佳。

（2）黄柏的配伍

黄柏配苍术：黄柏苦寒，功能清热燥湿，作用偏于下焦；苍术辛苦性温，功能燥湿健脾，兼祛风湿。两药相合，既清热又燥湿，且走下焦，治湿热诸证，特别是对下焦湿热证有效。

（3）栀子的配伍

①栀子配淡豆豉：栀子苦寒，善清热泻火除烦；豆豉辛甘微苦性寒，善宣散郁热而除烦。两药相合，清散郁热除烦力强，治温病初起胸中烦闷及虚烦不眠效佳。

②栀子配茵陈：栀子苦寒，功能泻火除烦，利湿退黄；茵陈苦微寒，功能清热利湿退

黄。两药合用，清热利湿退黄力强，治湿热黄疸效佳。

39~41.【试题答案】　B、C、E

【试题解析】本组题考查要点是"清热解毒药的功效"。
（1）连翘的功效：清热解毒，疏散风热，消肿散结，利尿。
（2）蒲公英的功效：清热解毒，消痈散结，利湿通淋。
（3）板蓝根的功效：清热解毒，凉血，利咽。

42~45.【试题答案】　A、D、B、E

【试题解析】本组题考查要点是"泻下药的功效"。
（1）大黄的功效：泻下攻积，清热泻火，解毒止血，活血祛瘀。
（2）芒硝的功效：泻下，软坚，清热，回乳（外用）。
（3）番泻叶的功效：泻热通便，消积健胃。
（4）芦荟的功效：泻下、清肝、杀虫。
（5）火麻仁的功效：润肠通便。

46~47.【试题答案】　D、A

本题考查要点是"辛凉解表药——桑叶、蔓荆子的功效"。桑叶的功效：疏散风热，清肺，平肝明目，凉血止血。蔓荆子的功效：疏散风热，清利头目，祛风止痛。

48~49.【试题答案】　C、D

【试题解析】本组题考查要点是"祛风湿药的功效"。
（1）蕲蛇的功效：祛风通络，定惊止痉。
（2）木瓜的功效：舒筋活络，化湿和中，生津开胃。

50~53.【试题答案】　D、B、C、E

【试题解析】本组题考查要点是"消食药的功效"。
（1）神曲的功效：消食和胃。
（2）麦芽的功效：消食和中，回乳，疏肝。
（3）莱菔子的功效：消食除胀，降气化痰。
（4）山楂的功效：消食化积，活血散瘀。
（5）鸡内金的功效：运脾消食，固精止遗，化坚消石。

54~55.【试题答案】　A、D

【试题解析】本组题考查要点是"萆薢和徐长卿的功效与主治病证"。
（1）萆薢的功效：利湿浊，祛风湿。主治病证：①膏淋，白浊。②湿盛带下。③风湿痹痛。
（2）徐长卿的功效：祛风止痛，活血通络，止痒，解蛇毒。主治病证：①风湿痹痛，脘腹痛，牙痛，术后痛，癌肿痛。

因此，本题正确答案是A、D。

56~58.【试题答案】　B、D、C

【试题解析】本题考查要点是"清热解毒药——穿心莲、白头翁、马齿苋的主治"。

白头翁的主治：热毒血痢，阿米巴痢疾。穿心莲的主治：①温病初起，感冒发热，肺热咳喘，肺痈，咽喉肿痛。②痈疮疖肿，毒蛇咬伤。③湿热泻痢，热淋涩痛，湿疹。马齿苋的主治：①热毒血痢，热毒疮疡。②血热崩漏，便血。③热淋，血淋。因此，本题的正确答案是B、D、C。

59~62.【试题答案】 B、C、A、E

【试题解析】本组题考查要点是"补虚药的性味归经"。
(1) 当归的性味归经：甘、辛，温。归肝、心、脾经。
(2) 白芍的性味归经：酸、甘、苦，微寒。归肝、脾经。
(3) 天冬的性味归经：甘、苦，寒。归肺、肾经。
(4) 鹿茸的性味归经：甘、咸，温。归肝、肾经。

三、C型题

63.【试题答案】 B

【试题解析】本题考查要点是"桂枝的性能特点"。桂枝的性能特点：本品辛温发散，甘温助阳，流畅血脉，入心、肺、膀胱经，既走表，又走里。发汗力虽不如麻黄，但长于助阳、温通经脉、温中散寒，并能通阳化气而行水消肿，治风寒感冒无论表实表虚皆宜，疗阳虚、经寒血滞、水肿及痰饮诸证可投。因此，本题的正确答案是B。

64.【试题答案】 E

【试题解析】本题考查要点是"桂枝的功效"。桂枝的功效：发汗解肌，温通经脉，助阳化气。因此，本题的正确答案是E。

65.【试题答案】 C

【试题解析】本题考查要点是"桂枝的使用注意"。桂枝的使用注意：本品辛温助热，易伤阴动血，故温热病、阴虚阳盛及血热妄行诸出血证忌服，孕妇及月经过多者慎服。因此，本题的正确答案是C。

66.【试题答案】 E

【试题解析】本题考查要点是"砂仁的主治病证"。砂仁的主治病证：①湿阻中焦证；②脾胃气滞证；③脾胃虚寒吐泻；④妊娠恶阻，气滞胎动不安。因此，本题的正确答案是E。

67.【试题答案】 A

【试题解析】本题考查要点是"砂仁的配伍"。砂仁的配伍：砂仁配木香：砂仁性温，功能化湿行气温中；木香性温，功能理气调中止痛。两药相合，化湿、理气、调中止痛力胜，凡湿滞、食积，或夹寒所致脘腹胀痛即可投用。兼脾虚者，又当配伍健脾之品。因此，本题的正确答案是A。

68.【试题答案】 D

【试题解析】本题考查要点是"砂仁的使用注意"。砂仁的使用注意：本品辛香温燥，故阴虚火旺者慎服。因此，本题的正确答案是D。

四、X 型题

69.【试题答案】 ABCD

【试题解析】本题考查要点是"解表药的分类及各类的性能特点"。按其性能功效及临床应用,常将解表药物分为辛温解表药与辛凉解表药两类。其中,辛温解表药又称发散风寒药,性味多辛温,主能发散风寒,发汗力强,主治外感风寒表证,兼治风寒湿痹、咳喘、水肿兼表等。辛凉解表药又称发散风热药,性味多辛凉,主能疏散风热,发汗力虽较缓和,但长于透解表热,主治外感风热表证,兼治风热咳嗽、麻疹不透、目赤多泪等。因此,本题的正确答案是 ABCD。

70.【试题答案】 ACDE

【试题解析】本题考查要点是"收涩药——海螵蛸的功效"。海螵蛸的功效:收敛止血,固精止带,制酸止痛,收湿敛疮。因此,本题的正确答案是 ACDE。

71.【试题答案】 ACDE

【试题解析】本题考查的要点是"川芎的性能特点"。川芎的性能特点主要是辛温行散,入血走气,上行头颠,下走血海。善活血行气,祛风止痛。治血瘀气滞诸痛,兼寒者最宜,被前人誉为"血中之气药"。治头痛,属风寒、血瘀者最佳,属风热、风湿、血虚者,亦可随证酌选,故前人有"头痛不离川芎"之言。因此,本题的正确答案是 ACDE。

72.【试题答案】 ABCD

【试题解析】本题考查要点是"白及的主治病证"。白及的主治病证:①咳血,衄血,吐血,外伤出血;②疮疡肿毒,烫伤,手足皲裂,肛裂;③肺痈而咳吐腥痰脓血日渐减少者。因此,本题的正确答案是 ABCD。

73.【试题答案】 ABCDE

【试题解析】本题考查的要点是"化痰止咳平喘药的适用范围"。化痰止咳平喘药主要适用于外感或内伤所致的咳嗽、气喘、痰多,或痰饮喘息,或因痰所致的瘰疬瘿瘤、阴疽流注、癫痫惊厥等。因此,本题的正确答案是 ABCDE。

74.【试题答案】 ABCDE

【试题解析】本题考查要点是"麝香的药理作用"。麝香的药理作用:本品对中枢神经系统有兴奋与镇静的双重作用,能扩张冠状动脉、降低心肌耗氧、增强心脏收缩、抗炎、兴奋子宫、抗肿瘤、抗溃疡、抗菌,还有雄激素样作用等。因此,本题的正确答案是 ABCDE。

75.【试题答案】 ABCDE

【试题解析】本题考查要点是"补虚药的使用注意"。补虚药的使用注意:本类药为虚证而设,凡身体健康而无虚证者,不宜应用;邪实而正气不虚者,不宜乱用补虚药,以防"闭门留寇";补气药多甘壅滞气,湿盛中满者忌用;补阳药温燥而能伤阴助火,阴虚火旺者不宜应用;补血与补阴药,大多药性滋腻,易伤脾胃,湿阻中焦及脾虚便溏者慎用。使用补虚药,应注意脾胃功能,使补虚药更好地发挥作用。因此,本题的正确答案是 ABCDE。

第二部分　常用中成药参考答案及解析

一、A 型题

76.【试题答案】　B

【试题解析】　本题考查要点是"辛温解表剂——感冒清热颗粒的功效"。感冒清热颗粒的功效：疏风散寒，解表清热。因此，本题的正确答案是 B。

77.【试题答案】　C

【试题解析】　本题考查要点是"润下剂——增液口服液的主治"。增液口服液的主治：高热后，阴津亏损所致的便秘，症见大便秘结，兼见口渴咽干、口唇干燥、小便短赤、舌红少津。因此，本题的正确答案是 C。

78.【试题答案】　E

【试题解析】　本题考查要点是"清热泻火解毒剂——龙胆泻肝丸的主治"。龙胆泻肝丸的主治：肝胆湿热所致的头晕目赤、耳鸣耳聋、耳肿疼痛、胁痛口苦、尿赤涩痛、湿热带下。因此，本题的正确答案是 E。

79.【试题答案】　E

【试题解析】　本题考查要点是"温中散寒剂——小建中合剂的主治"。小建中合剂的主治：脾胃虚寒所致的脘腹疼痛、喜温喜按、嘈杂吞酸、食少；胃及十二指肠溃疡见上述证候者。因此，本题的正确答案是 E。

80.【试题答案】　E

【试题解析】　本题考查的要点是"温里剂——附子理中丸的主治"。附子理中丸主治脾胃虚寒所致的脘腹冷痛、呕吐泄泻、手足不温。因此，本题的正确答案是 E。

81.【试题答案】　A

【试题解析】　本题考查要点是"解表剂的功能与主治"。

(1) 凡以疏散表邪，治疗表邪所致的各种表证为主要作用的中药制剂，称为解表剂。

本类中成药主要具有疏散表邪之功，兼有清热、祛风胜湿、止咳平喘、解暑等作用，适用于外感六淫等引发的病证。

(2) 凡以祛除暑邪，治疗暑邪所致的暑病为主要作用的中药制剂，称为祛暑剂。

本类中成药主要具有祛除暑邪之功，兼有化湿、利湿等作用，适用于暑湿、暑温等引发的病证。

(3) 凡以表里同治，治疗表里同病所致的各种病证为主要作用的中药制剂，称为表里双解剂。

本类中成药主要具有解表、清里、攻里、温里等作用，适用于表证未除，又有里证引发的病证。

(4) 凡以通导大便，治疗里实所致的各种病证为主要作用的中药制剂，称为泻下剂。

本类中成药主要具有通便之功，兼有泻热、攻积、逐水等作用，适用于肠胃积滞、实热壅盛、肠燥津亏或肾虚津亏、水饮停聚等引发的病证。

（5）凡以清除里热，治疗里热所致的各种病证为主要作用的中药制剂，称为清热剂。本类中成药主要具有清热、泻火、凉血、解毒之功，兼有利水、通便、消肿等作用，适用于温、热、火邪，以及外邪入里化热等引发的病证。

因此，本题的正确答案是A。

82. 【试题答案】　C

【试题解析】本题考查要点是"燥湿化痰剂——二陈丸的药物组成"。二陈丸的药物组成：半夏（制）、陈皮、茯苓、甘草。因此，本题的正确答案是C。

83. 【试题答案】　B

【试题解析】本题考查要点是"祛暑解表剂——藿香正气水的药物组成"。藿香正气水的药物组成：广藿香油、苍术、陈皮、厚朴（姜制）、白芷、茯苓、大腹皮、生半夏、甘草浸膏、紫苏叶油。藿香正气水又含乙醇。因此，本题的正确答案是B。

84. 【试题答案】　C

【试题解析】本题考查的要点是"泻下剂——舟车丸的功能"。舟车丸的功能：行气逐水。因此，本题的正确答案是C。

85. 【试题答案】　C

【试题解析】本题考查要点是"寒下剂——九制大黄丸的主治"。

（1）通便宁片的主治：肠胃实热积滞所致的便秘，症见大便秘结、腹痛拒按、腹胀纳呆、口干苦、小便短赤、舌红苔黄、脉弦滑数。

（2）当归龙荟丸的主治：肝胆火旺所致的心烦不宁、头晕目眩、耳鸣耳聋、胁肋疼痛、脘腹胀痛、大便秘结。

（3）九制大黄丸的主治：胃肠积滞所致的便秘、湿热下痢、口渴不休、停食停水、胸热心烦、小便赤黄。

（4）麻仁胶囊的主治：肠热津亏所致的便秘，症见大便干结难下、腹部胀满不舒；习惯性便秘见上述证候者。

（5）增液口服液的主治：高热后，阴津亏损所致的便秘，症见大便秘结，兼见口渴咽干、口唇干燥、小便短赤、舌红少津。

因此，本题的正确答案是C。

86. 【试题答案】　E

【试题解析】本题考查要点是"解表剂——连花清瘟胶囊的功能、主治"。

（1）荆防颗粒功能：解表散寒，祛风胜湿。主治：外感风寒夹湿所致的感冒，症见头身疼痛、恶寒无汗、鼻塞流涕、咳嗽。

（2）桂枝合剂功能：解肌发表，调和营卫。主治：感冒风寒表虚证，症见头痛发热、汗出恶风、鼻塞干呕。

（3）双黄连颗粒功能：疏风解表，清热解毒。主治：外感风热所致的感冒，症见发热、咳嗽、咽痛。

（4）九味羌活颗粒功能：疏风解表，散寒除湿。主治：外感风寒夹湿所致的感冒，症见恶寒、发热、无汗、头重而痛、肢体酸痛。

（5）连花清瘟胶囊功能：清瘟解毒，宣肺泄热。主治：流行性感冒属热毒袭肺证，症见发热、恶寒、肌肉酸痛、鼻塞流涕、咳嗽、头痛、咽干咽痛、舌偏红、苔黄或黄腻。

因此，本题的正确答案是E。

87.【试题答案】 E

【试题解析】本题考查要点是"清热剂——牛黄至宝丸的功能、主治"。
（1）芩连片功能：清热解毒，消肿止痛。主治：脏腑蕴热，头痛目赤，口鼻生疮，热痢腹痛，湿热带下，疮疖肿痛。
（2）黛蛤散功能：清肝利肺，降逆除烦。主治：肝火犯肺所致的头晕耳鸣、咳嗽吐衄、痰多黄稠、咽膈不利、口渴心烦。
（3）西黄丸功能：清热解毒，消肿散结。主治：热毒壅结所致的痈疽疔毒、瘰疬、流注、癌肿。
（4）牛黄至宝丸功能：清热解毒，泻火通便。主治：胃肠积热所致的头痛眩晕、目赤耳鸣、口燥咽干、大便燥结。

因此，本题的正确答案是E。

88.【试题答案】 A

【试题解析】本题考查要点是"燥湿化痰剂——二陈丸的注意事项"。
（1）二陈丸的注意事项：本品辛香温燥易伤阴津，故不宜长期服用。肺阴虚所致的燥咳、咯血忌用。服药期间，忌食辛辣、生冷、油腻食物。
（2）橘贝半夏颗粒的注意事项：本品含有麻黄，故孕妇及心脏病、高血压病患者慎用。服药期间，饮食宜清淡，忌食生冷、辛辣、燥热食物，忌烟酒。
（3）礞石滚痰丸的注意事项：孕妇忌服。非痰热实证、体虚及小儿虚寒成惊者慎用。癫狂重症者，需在专业医生指导下配合其他治疗方法。服药期间，忌食辛辣、油腻食物。药性峻猛，易耗损气血，须病除即止，切勿过量久用。
（4）清气化痰丸的注意事项：孕妇、风寒咳嗽、痰湿阻肺者慎用。服药期间，忌食生冷、辛辣、燥热食物，忌烟酒。
（5）复方鲜竹沥液的注意事项：孕妇、寒嗽及脾虚便溏者慎用。服药期间，忌烟、酒，忌食辛辣刺激和油腻食物。

因此，本题的正确答案是A。

89.【试题答案】 C

【试题解析】本题考查要点是"泄热平喘剂——止嗽定喘口服液"。
（1）润肺止咳剂包括：养阴清肺膏（糖浆、口服液、丸）、二母宁嗽丸、蜜炼川贝枇杷膏。
（2）发表化饮平喘剂包括：小青龙胶囊（合剂、颗粒、糖浆）、桂龙咳喘宁胶囊。
（3）泄热平喘剂包括：止嗽定喘口服液。

(4) 化痰平喘剂包括：降气定喘丸、蠲哮片。
(5) 补肺平喘剂包括：人参保肺丸。
因此，本题的正确答案是C。

90.【试题答案】 B

【试题解析】本题考查要点是"凉开剂——紫雪散的功能"。紫雪散的功能：清热开窍，止痉安神。因此，本题的正确答案是B。

91.【试题答案】 C

【试题解析】本题考查的要点是"固涩剂——四神丸的主治"。四神丸主治：肾阳不足所致的泄泻，症见肠鸣腹胀、五更泄泻、食少不化、久泻不止、面黄肢冷。因此，本题的正确答案是C。

二、B型题

92~96.【试题答案】 C、A、E、D、B

【试题解析】本组题考查要点是"妇科常用中成药的药物组成"。
(1) 生化丸的药物组成：当归、川芎、桃仁、干姜（炒炭）、甘草。
(2) 桂枝茯苓丸的药物组成：桂枝、桃仁、牡丹皮、赤芍、茯苓。
(3) 保妇康栓（泡沫剂）的药物组成：莪术油、冰片。
(4) 消糜栓的药物组成：紫草、黄柏、苦参、儿茶、枯矾、冰片、人参茎叶皂苷。
(5) 花红颗粒（片）的药物组成：一点红、白花蛇舌草、地桃花、白背叶根、鸡血藤、桃金娘根、菥蓂。

97~99.【试题答案】 A、C、E

【试题解析】本组题考查的要点是"常用中成药的功能"。
(1) 二陈丸的功能：燥湿化痰，理气和胃。
(2) 固本咳喘片的功能：益气固表，健脾补肾。
(3) 儿童清肺丸（合剂）的功能：清肺，解表，化痰，止嗽。

100~103.【试题答案】 A、E、A、C

【试题解析】本组题考查的要点是"常用补虚剂的主治"。
(1) 龙牡壮骨颗粒的主治：治疗和预防小儿佝偻病、软骨病；对小儿多汗、夜惊、食欲不振、消化不良、发育迟缓也有治疗作用。
(2) 一捻金的主治：脾胃不和、痰食阻滞所致的积滞，症见停食停乳、腹胀便秘、痰盛喘咳。
(3) 琥珀抱龙丸的主治：饮食内伤所致的痰食型急惊风，症见发热抽搐、烦躁不安、痰喘气急、惊痫不安。
(4) 健脾消食丸的主治：脾胃气虚所致的疳证，症见小儿乳食停滞、脘腹胀满、食欲不振、面黄肌瘦、大便不调。
(5) 牛黄抱龙丸的主治：小儿风痰壅盛所致的惊风，症见高热神昏、惊风抽搐。

104~108. 【试题答案】 B、D、E、C、A

【试题解析】本组题考查要点是"常用治鼻鼽鼻渊剂的注意事项"。

（1）鼻炎康片的注意事项：过敏性鼻炎属虚寒证者慎用。肺脾气虚或气滞血瘀者慎用。运动员慎用。服药期间，戒烟酒，忌辛辣食物。所含苍耳子有小毒，故不宜过量或持久服用。又含马来酸氯苯那敏，易引起嗜睡，服药期间不得驾驶车、船，不得从事高空作业、机械作业及操作精密仪器等；又因其对 H_1 受体阻断作用，故膀胱颈梗阻、甲状腺功能亢进、青光眼、高血压和前列腺肥大者慎用；孕妇及哺乳期妇女慎用。

（2）千柏鼻炎片的注意事项：外感风寒、肺脾气虚者慎用。高血压、青光眼患者慎用。服药期间，忌食辛辣厚味、油腻、鱼腥发物，戒烟酒。因含千里光，故不宜过量或持久服用。

有文献报道，服用本品可引起肝脏损害，偶有胸痛、口干等。

（3）藿胆丸的注意事项：对本品过敏者禁用。过敏体质者慎用。不宜在服药期间同时服用滋补性中药。有高血压、心脏病、肝病、糖尿病、肾病等慢性病严重者应在医师指导下服用。儿童、孕妇、哺乳期妇女、年老体弱、脾虚便溏者应在医师指导下服用。服药3天症状无缓解，应去医院就诊。

（4）鼻渊舒胶囊（口服液）的注意事项：孕妇、肺脾气虚或气滞血瘀者慎用。对本品过敏者忌用。服药期间，戒烟酒，忌辛辣油腻食物。所含细辛、苍耳子均有小毒，故不宜过量或持久服用。

（5）辛芩颗粒的注意事项：外感风热或风寒化热者慎用。服药期间，戒烟酒，忌食辛辣之物。含有小毒的苍耳子与细辛，故不宜过量或持久服用。

109~113. 【试题答案】 A、E、B、C、E

【试题解析】本组题考查要点是"常用接骨疗伤剂的用法用量"。
（1）接骨七厘片的用法用量：口服。一次5片，一日2次。黄酒送下。
（2）接骨丸的用法用量：口服。一次3g，一日2次。
（3）七厘散（胶囊）的用法用量：散剂：口服，一次1~1.5g，一日1~3次；外用，调敷患处。胶囊剂：口服，一次2~3粒，一日1~3次；外用，以内容物调敷患处。
（4）舒筋活血片（胶囊）的用法用量：口服。片剂：一次5片，一日3次。胶囊剂：一次5粒，一日3次。
（5）活血止痛散（胶囊、片）的用法用量：口服。散剂：用温黄酒或温开水送服，一次1.5g，一日2次。胶囊剂：用温黄酒或温开水送服，一次4粒，一日2次。片剂：用温黄酒或温开水送服，一次3片，一日2次。

三、C型题

114. 【试题答案】 E

【试题解析】本题考查要点是"安宫牛黄丸的药物组成"。安宫牛黄丸的药物组成：牛黄或人工牛黄、麝香或人工麝香、水牛角浓缩粉、黄连、黄芩、栀子、冰片、郁金、朱砂、珍珠、雄黄。因此，本题的正确答案是E。

115. 【试题答案】 A

【试题解析】本题考查要点是"安宫牛黄丸的功能"。安宫牛黄丸的功能：清热解毒，镇惊开窍。因此，本题的正确答案是A。

116. 【试题答案】 C

【试题解析】本题考查要点是"安宫牛黄丸的主治"。安宫牛黄丸的主治：热病，邪入心包，高热惊厥，神昏谵语；中风昏迷及脑炎、脑膜炎、中毒性脑病、脑出血、败血症见上述证候者。因此，本题的正确答案是C。

117. 【试题答案】 D

【试题解析】本题考查要点是"安宫牛黄丸的注意事项"。安宫牛黄丸的注意事项：孕妇禁用。寒闭神昏者不宜使用。因其含有毒的朱砂、雄黄，故不宜过量或久服，肝肾功能不全者慎用。服药期间，忌食辛辣食物。在治疗过程中如出现肢寒畏冷、面色苍白、冷汗不止、脉微欲绝，由闭证变为脱证者应立即停药。高热神昏、中风昏迷等口服本品困难者，当鼻饲给药。因此，本题的正确答案是D。

四、X型题

118. 【试题答案】 AB

【试题解析】本题考查要点是"安神剂——天王补心丸、柏子养心丸（片）的注意事项"。

（1）天王补心丸的注意事项：肝肾功能不全者禁用。脾胃虚寒、大便稀溏者慎用。因其含朱砂，故不宜过量或久服，不可与溴化物、碘化物同服。服药期间，不宜饮用浓茶、咖啡等刺激性饮品。严重心律失常者，需急诊观察治疗。

（2）柏子养心丸（片）的注意事项：肝肾功能不全者禁用。肝阳上亢及阴虚内热者不宜服。服药期间，应保持精神舒畅，劳逸适度，不宜饮用浓茶、咖啡等兴奋性饮品。因其含朱砂，故不可过量、久用，不可与溴化物、碘化物同服。

（3）养血安神丸（片、糖浆）的注意事项：脾胃虚弱者慎用。服药期间，不宜饮用浓茶、咖啡等兴奋性饮品，宜保持心情舒畅，劳逸适度。糖尿病患者不宜服用糖浆剂。

（4）枣仁安神液（颗粒、胶囊）的注意事项：孕妇及胃酸过多者慎用。服药期间，不宜服用咖啡、浓茶等兴奋性饮品。

（5）解郁安神颗粒的注意事项：睡前不宜饮用咖啡、浓茶等兴奋性饮品。须保持心情舒畅。

因此，本题的正确答案是AB。

119. 【试题答案】 ABCDE

【试题解析】本题考查的要点是"止带剂——妇炎平胶囊的注意事项"。妇炎平胶囊注意事项有：孕妇禁用。脾肾阳虚所致的带下者慎用。月经期前至经净3天内停用，切忌内服。用药期间，饮食宜清淡，忌食辛辣食物。因此，本题的正确答案是ABCDE。

120. 【试题答案】 AB

【试题解析】本题考查要点是"化瘀消肿剂——七厘散（胶囊）、云南白药（胶囊、片）的用法用量"。

（1）七厘散（胶囊）的用法用量：散剂：口服，一次1~1.5g，一日1~3次；外用，调敷患处。胶囊剂：口服，一次2~3粒，一日1~3次；外用，以内容物调敷患处。

（2）云南白药（胶囊、片）的用法用量

①散剂：刀、枪伤、跌打诸伤，无论轻重，出血者用温开水送服；瘀血肿痛及未流血者用酒送服；妇科各病证，用酒送服；但月经过多、红崩，用温水送服。毒疮初起，服0.25g，另取药粉，用酒调匀，敷患处，如已化脓只需内服。其他内出血各病证均可内服。口服，一次0.25~0.5g，一日4次（2~5岁按1/4剂量服用，5~12岁按1/2剂量服用）。凡遇较重的跌打损伤可先服保险子1粒，轻伤及其他病证不必服。

②胶囊剂：刀、枪伤，跌打诸伤，无论轻重，出血者用温开水送服；瘀血肿痛及未流血者用酒送服；妇科各病证，用酒送服；但月经过多、红崩，用温水送服。毒疮初起，服1粒，另取药粉，用酒调匀，敷患处，如已化脓只需内服。其他内出血各病证均可内服。口服。一次1~2粒，一日4次（2~5岁按1/4剂量服用；6~12岁按1/2剂量服用）。凡遇较重的跌打损伤可先服保险子1粒，轻伤及其他病证不必服。

③片剂：刀、枪伤，跌打诸伤，无论轻重，出血者用温开水送服；瘀血肿痛及未流血者用酒送服；妇科各病证，用酒送服；但月经过多、红崩，用温水送服。毒疮初起，服1片，另取数片碾细用酒调匀，敷患处，如已化脓，只需内服。其他内出血各病证均可内服。口服，一次1~2片，一日4次（2~5岁按1/4剂量服用，6~12岁按1/2剂量服用）。

（3）跌打丸的用法用量：口服。一次1丸，一日2次。

（4）舒筋活血片（胶囊）的用法用量：口服。片剂：一次5片，一日3次。胶囊剂：一次5粒，一日3次。

（5）活血止痛散（胶囊、片）的用法用量：口服。散剂：用温黄酒或温开水送服，一次1.5g，一日2次。胶囊剂：用温黄酒或温开水送服，一次4粒，一日2次。片剂：用温黄酒或温开水送服，一次3片，一日2次。

因此，本题的正确答案是AB。

中药学专业知识（二）

临考冲刺模拟试卷（二）

第一部分　常用单味中药

一、A型题（最佳选择题。共24题，每题1分。每题的备选答案中只有一个最佳答案）

1. 泽泻的功效是（　　）
   A. 利水渗湿，止痒　　　　　　B. 利水渗湿，杀虫
   C. 利水渗湿，安神　　　　　　D. 利水渗湿，泄热
   E. 利水渗湿，健脾

2. 附子与干姜配伍后除温助脾阳外，又善（　　）
   A. 温肺化饮　　　　　　　　　B. 回阳救逆
   C. 温肾助阳　　　　　　　　　D. 散寒通脉
   E. 降逆止呕

3. 川楝子的主治病证是（　　）
   A. 肝郁胁痛兼痰饮　　　　　　B. 肝郁胁痛兼寒
   C. 肝郁胁痛兼食积　　　　　　D. 肝郁胁痛兼瘀血
   E. 肝郁胁痛兼热

4. 莱菔子的主治病证是（　　）
   A. 食积兼脾虚　　　　　　　　B. 食积兼瘀血
   C. 食积兼虫积　　　　　　　　D. 食积兼气滞
   E. 食积兼遗尿

5. 某男，70岁，患风湿痹痛10年，去年突患中风，出现半身不遂、口眼㖞斜，求中医诊治。医师在处方时重用蕲蛇，因蕲蛇除祛风通络外，又能（　　）
   A. 凉血消肿　　　　　　　　　B. 定惊止痉
   C. 利水消肿　　　　　　　　　D. 解毒杀虫
   E. 活血消肿

6. 决明子的功效是（　　）
   A. 清热燥湿，泻肝火　　　　　B. 清肝明目，润肠通便
   C. 清热凉血，养阴生津，润肠　D. 清热凉血，滋阴降火，解毒散结，润肠
   E. 清热凉血，活血散瘀

7. 辛夷的功效是( )
   A. 散风寒，止瘙痒
   B. 祛风湿，通鼻窍
   C. 散风寒，通鼻窍
   D. 祛风湿，止痹痛
   E. 散风热，利头目

8. 治外感或内伤之湿热火毒诸证应使用( )
   A. 清热泻火药
   B. 清热凉血药
   C. 清热燥湿药
   D. 清虚热药
   E. 清热解毒药

9. 吴茱萸除散寒止痛、燥湿止泻外，又能( )
   A. 疏肝下气
   B. 温肺化饮
   C. 回阳救逆
   D. 活血通络
   E. 祛风止痒

10. 牡丹皮的归经为( )
    A. 肝、胆经
    B. 心、肝、肾经
    C. 肺、胃经
    D. 肾、膀胱、大肠经
    E. 心、肺、胃

11. 年老体弱、久病及妇女胎前产后便秘者应使用( )
    A. 温里药
    B. 理气药
    C. 峻下逐水药
    D. 润下药
    E. 攻下药

12. 功效及主治病证均相同的药组是( )
    A. 郁李仁、火麻仁
    B. 巴豆、芒硝
    C. 甘遂、芫花
    D. 红大戟、京大戟
    E. 京大戟、芫花

13. 功能泻水逐饮，祛痰止咳，外用杀虫疗疮的是( )
    A. 芒硝
    B. 芫花
    C. 大黄
    D. 京大戟
    E. 火麻仁

14. 某女，40岁，既往罹患尿路感染，反复发作，清明时节，因感风热，不但诱发旧疾，而且引发咳嗽吐痰。刻下尿频、尿急、尿痛、尿黄，咳嗽痰多而黄，证属于痰热阻肺，湿热下注。治当利尿通淋，清肺化痰，宜选用( )
    A. 瞿麦
    B. 通草
    C. 连钱草
    D. 冬葵子
    E. 车前子

15. 金钱草的性味特点是( )
    A. 苦，寒
    B. 甘、淡，平
    C. 苦，微寒
    D. 甘、淡，微寒
    E. 甘、淡，寒

16. 川楝子的功效是(　　)
    A. 行气止痛，杀虫，疗癣
    B. 破气消积，化痰除痞
    C. 行气，调中，止痛
    D. 行气止痛，降逆调中，温肾纳气
    E. 疏肝破气，散结消滞

17. 主治食积不化，脘腹胀满，不思饮食及肠鸣泄泻的中药是(　　)
    A. 鸡内金
    B. 莱菔子
    C. 稻芽
    D. 山楂
    E. 神曲

18. 紫苏叶的来源为(　　)
    A. 唇形科紫苏的叶
    B. 豆科紫苏的叶
    C. 蔷薇科紫苏的叶
    D. 茄科紫苏的叶
    E. 唇形科白苏的叶

19. 某医师治下元虚冷、虚阳上浮之上热下寒证，常选肉桂，此因肉桂除补火助阳外又能(　　)
    A. 疏肝下气
    B. 引火归原
    C. 回阳救逆
    D. 温中止呕
    E. 暖干降逆

20. 仙鹤草的功效是(　　)
    A. 凉血止血，祛痰止咳
    B. 化瘀止血，活血定痛
    C. 凉血止血，清热安胎，利尿，解毒
    D. 温经止血，温中止痛
    E. 收敛止血，止痢，截疟，解毒，杀虫

21. 不入汤剂只入丸散的中药是(　　)
    A. 桃仁
    B. 干漆
    C. 五灵脂
    D. 血竭
    E. 没药

22. 祛除皮里膜外及经络之寒痰最宜用的中药是(　　)
    A. 半夏
    B. 天南星
    C. 旋覆花
    D. 桔梗
    E. 芥子

23. 用于治疗肺痈胸痛、咯吐脓血、痰黄腥臭的中药是(　　)
    A. 瓜蒌
    B. 前胡
    C. 款冬花
    D. 桔梗
    E. 半夏

24. 性平无毒，授乳期妇女不宜服用的药是(　　)
    A. 稻芽
    B. 神曲
    C. 麦芽
    D. 鸡内金
    E. 莱菔子

二、B 型题（配伍选择题。共 38 题，每题 1 分。备选答案在前，试题在后。每组若干题。每组题均对应同一组备选答案。每题只有一个正确答案，每个备选答案可重复选用，也可不选用）

    A. 梅花　　　　　　　　　　B. 甘松
    C. 玫瑰花　　　　　　　　　D. 木香
    E. 化橘红

25. 某男，47 岁，患脾胃气滞之脘腹胀痛，兼食少便溏，治当行气止痛、健脾消食，宜选用的药是(　　)
26. 某女，45 岁，因思虑伤脾导致胸闷、脘腹胀痛、不思饮食，治当行气止痛、开郁醒脾，宜选用的药是(　　)

    A. 铁化合物　　　　　　　　B. 镁化合物
    C. 汞化合物　　　　　　　　D. 砷化合物
    E. 钙化合物

27. 朱砂属于(　　)
28. 石膏属于(　　)
29. 滑石属于(　　)

    A. 秦艽　　　　　　　　　　B. 川乌
    C. 络石藤　　　　　　　　　D. 伸筋草
    E. 香加皮

30. 某女，36 岁。患湿热痹痛 2 年，近日新患湿热黄疸，宜选用的药是(　　)
31. 某男，45 岁。患风湿痹痛 5 年，近日新患喉痹肿痛，宜选用的药是(　　)
32. 某女，76 岁。患风寒湿痹 20 年，近日见腰膝酸软、心衰性水肿，宜选用的药是(　　)

    A. 干燥柱头　　　　　　　　B. 干燥花蕾
    C. 未开放的花序　　　　　　D. 干燥头状花序
    E. 干燥花

33. 红花的药用部位是(　　)
34. 菊花的药用部位是(　　)
35. 西红花的药用部位是(　　)
36. 款冬花的药用部位是(　　)

    A. 蔷薇科　　　　　　　　　B. 十字花科
    C. 柏科　　　　　　　　　　D. 豆科
    E. 夹竹桃科

37. 大青叶来源于( )
38. 枇杷叶来源于( )
39. 番泻叶来源于( )
40. 罗布麻叶来源于( )

    A. 大青叶   B. 板蓝根
    C. 野菊花   D. 鱼腥草
    E. 白头翁

41. 长于解毒散结利咽的药物是( )
42. 长于凉血消斑的药物是( )
43. 长于凉血止痢的药物是( )
44. 长于清肺，为肺痈咳吐脓血要药的是( )

    A. 紫草   B. 白头翁
    C. 大青叶   D. 黄芩
    E. 白薇

45. 既能清热解毒，又能凉血止血的药物是( )
46. 既能清热解毒，又能凉血利咽的药物是( )
47. 既能清热解毒，又能凉血止痢的药物是( )
48. 既能清热解毒，又能凉血活血的药物是( )
49. 既能清热解毒，又能凉血通淋的药物是( )

    A. 白前   B. 百部
    C. 前胡   D. 芥子
    E. 洋金花

50. 性微温，专于降气祛痰止咳的药是( )
51. 性微寒，既降气祛痰，又宣散风热的药是( )

    A. 伸筋草   B. 丝瓜络
    C. 鹿衔草   D. 雷公藤
    E. 青风藤

52. 能杀虫解毒的药物是( )
53. 能化痰解毒的药物是( )
54. 能止血的药物是( )
55. 能利尿的药物是( )

    A. 花椒   B. 小茴香
    C. 高良姜   D. 荜茇
    E. 丁香

56. 兼具杀虫作用的温里药是( )
57. 兼能止痒作用的温里药是( )
58. 兼具暖肝作用的温里药是( )

  A. 川贝母   B. 浙贝母
  C. 前胡   D. 白前
  E. 旋覆花

59. 既能降气化痰，又能降逆止呕的药物是( )
60. 既能清热化痰，又能解毒散结的药物是( )
61. 既能清热化痰，又能润肺止咳的药物是( )
62. 既能降气化痰，又能宣散风热的药物是( )

三、C型题（综合分析选择题。共2道大题，每道大题包含3小题，共6题，每题1分。每题的备选答案中只有一个最佳答案）

患者，女，15岁。原患有再生障碍性贫血及贫血性心脏病等多种疾病，因钩虫感染，空腹服槟榔60g煎剂300mL后，即诉上腹不适，随即全部吐出，且不时口吐唾液，出汗。肌注阿托品0.5mg后，上述症状逐渐消失。4天后又空腹服槟榔30g煎剂100mL，服后腹痛欲呕，口流涎沫，烦躁不安，呼吸急促，咯稀薄黏痰，尿急并排尿。心率65~48次/分钟，血压18.7/8kPa。两肺呼吸音粗糙，少量湿啰音。肠鸣音亢进。两侧瞳孔缩小约为2mm。给予吸氧，静注地塞米松10mg、阿托品0.5mg，症状逐渐缓解。

63. 槟榔的主治病证不包括( )
  A. 绦虫病，姜片虫病，蛔虫病，蛲虫病，钩虫病等
  B. 食积气滞之腹胀、便秘，泻痢里急后重
  C. 水肿，脚气浮肿
  D. 头癣，疥疮
  E. 疟疾

64. 槟榔内服煎汤，一般须用( )
  A. 3~5g   B. 3~10g
  C. 5~10g   D. 5~12g
  E. 10~15g

65. 槟榔的使用注意是( )
  A. 脾胃虚寒、肝病患者、孕妇慎服
  B. 孕妇及脾胃虚寒者慎服
  C. 肺热痰咳者忌服
  D. 不宜过量或持续服用
  E. 脾虚便溏及气虚下陷者不宜服

患者，女，32岁。服艾水约500mL（浓度不详），翌晨，神志不甚清楚，4天后呈半昏

迷状态，牙关紧闭，不能张口。肝肋下2横指，两侧膝反射消失。白细胞总数$14.8 \times 10^9/L$，中性粒细胞0.78。以后呼吸深慢，惊厥，短暂四肢痉挛。于服艾水后7天，因深度昏迷，呼吸循环衰竭死亡。尸检：肺水肿，肝浊肿，肾浊肿。将死者之肝提取物及剩余之艾水提出物，分别注入小白鼠进行观察，诊断为艾中毒。

66. 艾叶的功效是（　　）
    A. 温经止血，散寒止痛　　B. 化瘀止血，活血定痛
    C. 凉血，祛瘀，止血，通经　　D. 活血祛瘀，收敛止血，利尿通淋
    E. 凉血止血，清肝泻火

67. 艾叶的主治病证不包括（　　）
    A. 虚寒性崩漏下血、胎漏
    B. 经寒痛经、月经不调，带下清稀，宫冷不孕
    C. 肝火上炎之头痛目赤
    D. 脘腹冷痛
    E. 湿疹瘙痒（外用）

68. 艾叶的使用注意是（　　）
    A. 血热及阴虚有火者不宜单用　　B. 脾胃虚寒及无瘀滞者慎服
    C. 孕妇慎服　　D. 脾胃虚寒者慎服
    E. 阴虚血热者忌服

四、X型题（多项选择题。共7题，每题1分。每题的备选答案中有2个或2个以上正确，少选或多选均不得分）

69. 黄连是临床常用的清热燥湿、泻火解毒药，其药理作用有（　　）
    A. 降血糖　　B. 抗溃疡
    C. 抑制中枢　　D. 增强免疫功能
    E. 抗心律失常和心肌缺血

70. 细辛的植物来源为（　　）
    A. 北细辛　　B. 汉城细辛
    C. 华细辛　　D. 马辛
    E. 毛细辛

71. 现代研究表明，蒲黄的药理作用主要有（　　）
    A. 抗炎　　B. 止血
    C. 降血压　　D. 兴奋子宫
    E. 抗心肌缺血

72. 胖大海的功效有（　　）
    A. 清宣肺气　　B. 敛肺平喘
    C. 平喘止咳　　D. 清肺化痰
    E. 清肠通便

73. 山楂的药理作用有（　　）

A. 降血脂、抗动脉粥样硬化
B. 增加冠脉血流量、扩张血管
C. 调节体液与细胞免疫功能
D. 降血压、抗心律失常
E. 抗菌、抗癌

74. 益母草可用于治疗（　　）
    A. 月经不调，痛经，经闭
    B. 经闭产后瘀阻
    C. 小便不利，水肿
    D. 跌打瘀痛
    E. 疮痈肿毒，皮肤痒疹

75. 地龙的功效有（　　）
    A. 平喘
    B. 通络
    C. 利尿
    D. 清热息风
    E. 攻毒散结

第二部分　常用中成药

一、A 型题（最佳选择题。共 16 题，每题 1 分。每题的备选答案中只有一个最佳答案）

76. 咳嗽属于外感风热者，宜选用的中成药是（　　）
    A. 蛇胆川贝散
    B. 小青龙合剂
    C. 养阴清肺膏
    D. 苏子降气丸
    E. 急支糖浆

77. 某女，30 岁，平素体虚又感风邪，症见自汗恶风，面色㿠白，医师处以玉屏风胶囊，是因其能（　　）
    A. 益气，固表，发汗
    B. 益气，敛汗，固脱
    C. 益气，固表，止汗
    D. 益气，温阳，敛汗
    E. 益气，养阴，止痰

78. 六味地黄丸的功能是（　　）
    A. 滋阴降火
    B. 滋阴补气
    C. 滋阴养心
    D. 滋阴补肾
    E. 滋阴养肺

79. 某男，45 岁，时发胃脘胀痛，窜及两胁，得嗳气或矢气则舒，情绪郁怒则加重，伴胸闷食少，排便不畅，苔薄白，脉弦，医师诊为气滞型胃脘痛，宜选用的中成药是（　　）
    A. 左金丸
    B. 四逆散
    C. 越鞠丸
    D. 木香顺气丸
    E. 胃苏颗粒

80. 某女，60 岁，患冠心病心绞痛数年，症见胸闷，心悸，头晕，头痛，颈项疼痛，证

属气滞血瘀，宜选用的中成药是（　　）
- A. 消栓胶囊
- B. 心可舒胶囊
- C. 益心舒胶囊
- D. 诺迪康胶囊
- E. 冠心苏合滴丸

81. 主治气血两虚，脾肺不足所致的虚劳、胃脘痛、痹病、闭经、月经不调的补气剂是(　　)
- A. 四君子丸（合剂）
- B. 参苓白术散（水丸、颗粒）
- C. 六君子丸
- D. 薯蓣丸
- E. 启脾丸

82. 生脉饮（胶囊）的配伍意义(　　)
- A. 全方配伍，补中兼清敛，共奏益气复脉、养阴生津之功，故善治气阴两虚所致的心悸气短、脉微自汗
- B. 全方配伍，补中兼泄，肺肾同治，共奏滋阴益气、固本培元之功，故善治肾阴亏虚、元气衰弱所致的劳咳嗽、骨蒸潮热、腰酸耳鸣、遗精盗汗、大便干燥
- C. 全方配伍，中西合璧，甘寒清养，共奏滋肾养阴、益气生津之功，故善治气阴两伤所致的消渴病，症见多饮、多尿、多食、消瘦、体倦乏力、眠差、腰痛；2型糖尿病见上述证候者
- D. 全方配伍，清补相兼，肺脾肾同调，共奏益气养阴、健脾补肾之功，故善治气阴两虚之消渴病，症见咽干口燥、倦怠乏力、口渴多饮、多食多尿、消瘦；以及2型糖尿病见上述证候者
- E. 全方配伍，补中兼消，共奏益气养阴、养胃调中、行气导滞之功，故善治脾胃气阴两虚所致的胃痛，症见胃脘灼热疼痛、痞胀不适、口干口苦、纳少消瘦、手足心热；以及慢性胃炎见上述证候者

83. 某医师治疗热入心包、热盛动风所致的高热烦躁，神昏谵语，常用万氏牛黄清丸。此因该成药除清热解毒外，又能(　　)
- A. 解郁安神
- B. 镇惊安神
- C. 开窍安神
- D. 养心安神
- E. 止痉安神

84. 八正合剂处方的君药是(　　)
- A. 川木通、滑石
- B. 灯心草、瞿麦
- C. 川木通、大黄
- D. 瞿麦、炒车前子
- E. 川木通、炒车前子

85. 下列各项中，属于理气和中剂的是(　　)
- A. 四逆散
- B. 左金丸（胶囊）
- C. 柴胡舒肝丸
- D. 气滞胃痛颗粒（片）
- E. 越鞠丸

86. 消积导滞剂——保和丸的药物组成(　　)
- A. 山楂、六神曲（炒）、炒莱菔子、炒麦芽、半夏（制）、陈皮、茯苓

B. 山楂、六神曲（炒）、炒莱菔子、炒麦芽、半夏（制）、陈皮、茯苓、连翘

C. 山楂、六神曲（炒）、炒莱菔子、炒麦芽、半夏（制）、陈皮、连翘

D. 焦山楂、六神曲（炒）、炒莱菔子、炒麦芽、半夏（制）、陈皮、茯苓、连翘

E. 焦山楂、六神曲（炒）、炒莱菔子、炒麦芽、半夏（制）、陈皮、茯苓、大黄

87. 健脾消食丸除健脾、消食外，又能(　　)
　　A. 润肠通便　　　　　　　　B. 杀虫止痛
　　C. 和胃，化滞　　　　　　　D. 行气，利水
　　E. 祛痰，通便

88. 主治肾不化气、清浊不分所致的白浊、小便频数的中成药是(　　)
　　A. 消炎利胆片（胶囊、颗粒）　B. 香连丸（片）
　　C. 香连化滞丸　　　　　　　D. 五苓散（片）
　　E. 萆薢分清丸

89. 内科常用中成药中(　　)的全方配伍，辛苦温通，共奏祛风散寒、化痰除湿、活血止痛之功效，故善治风寒湿邪痹阻、痰瘀阻络所致的痹病，症见肢体关节疼痛、或冷痛、或刺痛、或疼痛夜甚、关节屈伸不利、麻木拘挛等。
　　A. 小活络丸　　　　　　　　B. 木瓜丸
　　C. 风湿骨痛丸（胶囊）　　　 D. 四妙丸
　　E. 痛风定胶囊

90. 用黄酒或温开水送服的治疮疡剂是(　　)
　　A. 连翘败毒丸　　　　　　　B. 牛黄醒消丸
　　C. 如意金黄散　　　　　　　D. 紫草膏
　　E. 当归苦参丸

91. 某男，56岁。肾虚不固3年，症见遗精滑泄，神疲乏力，四肢酸软，腰酸，经男科医师诊断后建议其服金锁固精丸，该成药处方的君药是(　　)
　　A. 芡实　　　　　　　　　　B. 莲子
　　C. 菟丝子　　　　　　　　　D. 炒沙苑子
　　E. 煅龙骨

二、B型题（配伍选择题。共22题，每题1分。备选答案在前，试题在后。每组若干题。每组题均对应同一组备选答案。每题只有一个正确答案，每个备选答案可重复选用，也可不选用）

　　A. 桂枝合剂　　　　　　　　B. 银翘解毒丸（颗粒、片、胶囊）
　　C. 桑菊感冒片（颗粒、合剂）　D. 六一散
　　E. 理中丸（党参理中丸）

92. 药物组成中含有薄荷的内科常用中成药是(　　)
93. 药物组成中含有薄荷素油的内科常用中成药是(　　)
94. 药物组成中含有白芍的内科常用中成药是(　　)
95. 药物组成中含有滑石粉的内科常用中成药是(　　)

96. 药物组成中含有炮姜的内科常用中成药是（　　）

  A. 芳香化湿，清热解毒　　　　B. 辟瘟解毒，消肿止痛

  C. 祛暑除湿，和中消食　　　　D. 健胃，祛暑

  E. 祛暑利湿，补气生津

97. 甘露消毒丸主要具有（　　）功能。

98. 六合定中丸主要具有（　　）功能。

99. 清暑益气丸主要具有（　　）功能。

100. 紫金锭（散）主要具有（　　）功能。

101. 十滴水（软胶囊）主要具有（　　）功能。

  A. 抗癌平丸　　　　　　　　　B. 香砂平胃丸

  C. 二陈丸　　　　　　　　　　D. 七味都气丸

  E. 苏合香丸

102. 主治痰湿停滞导致的咳嗽痰多、胸脘胀闷、恶心呕吐的中成药是（　　）

103. 主治热毒瘀血壅滞所致的胃癌、食道癌、贲门癌、直肠癌等消化道肿瘤的中成药是（　　）

104. 主治肾不纳气所致的喘促、胸闷、久咳、气短、咽干、遗精、盗汗、小便频数的中成药是（　　）

105. 主治湿浊中阻、脾胃不和所致的胃脘疼痛、胸膈满闷、恶心呕吐、纳呆食少的中成药是（　　）

  A. 熟地黄　　　　　　　　　　B. 酒萸肉和山药

  C. 酒萸肉、山药、枸杞子、菊花　　D. 山药、枸杞子、菊花

  E. 泽泻、茯苓、牡丹皮

106. 六味地黄丸方中重用为君药的是（　　）

107. 六味地黄丸方中为臣药的是（　　）

108. 六味地黄丸方中为佐药的是（　　）

109. 杞菊地黄丸方中为臣药的是（　　）

110. 杞菊地黄丸方中为佐药的是（　　）

  A. 驱虫　　　　　　　　　　　B. 清燥润肺

  C. 清热肃肺　　　　　　　　　D. 清热凉肝

  E. 泻火通便

111. 肥儿丸除健脾消积外，又能（　　）

112. 小儿化食丸除消食化滞外，又能（　　）

113. 小儿消积止咳口服液除消积止咳外，又能（　　）

三、C 型题（综合分析选择题。共 4 题，每题 1 分。每题的备选答案中只有一个最佳答案）

患者，男，49 岁。失眠多梦，惊悸怔忡，心烦神乱，舌红，脉细数。中医辨证之后处方朱砂安神丸。

114. 朱砂安神丸的药物组成不包括（　　）
 A. 黄连 B. 大黄
 C. 地黄 D. 当归
 E. 甘草

115. 朱砂安神丸的功能是（　　）
 A. 补气、养血、安神 B. 滋阴养血，宁心安神
 C. 养血安神 D. 疏肝解郁，安神定志
 E. 清心养血，镇惊安神

116. 朱砂安神丸的主治病证是（　　）
 A. 心火亢盛、阴血不足之证 B. 情志不畅、肝郁气滞之证
 C. 心血不足之证 D. 阴虚血少之证
 E. 心气虚寒，心悸易惊之证

117. 对朱砂安神丸的合理用药指导意见或者解释存在错误的是（　　）
 A. 孕妇忌服
 B. 脾胃虚弱者忌服
 C. 因其含朱砂，故不宜过量或久服，以防引起中毒
 D. 心气不足者慎服
 E. 不宜与碘、溴化物并用，以防产生毒副作用

四、X 型题（多项选择题。共 3 题，每题 1 分。每题的备选答案中有 2 个或 2 个以上正确，少选或多选均不得分）

118. 龙胆泻肝丸（颗粒、口服液）的配伍意义（　　）
 A. 苦寒清利 B. 泻利兼补
 C. 共奏疏肝利胆 D. 清热除湿
 E. 化瘀凉血止血

119. 桂附地黄丸是治疗肾阳不足之腰膝酸冷、肢体浮肿的常用药物，使用注意事项有（　　）
 A. 孕妇慎用 B. 不宜长期服用
 C. 肺热津伤者慎用 D. 阴虚内热消渴者慎用
 E. 服药期间宜节制房事

120. 主治痰黄黏稠的祛痰剂有（　　）
 A. 礞石滚痰丸 B. 清气化痰丸
 C. 复方鲜竹沥液 D. 半夏天麻丸
 E. 消瘿丸

第一部分 常用单味中药参考答案及解析

一、A 型题

1.【试题答案】 D

【试题解析】本题考查要点是"利水渗湿药——泽泻的功效"。泽泻的功效：利水渗湿，泄热。因此，本题的正确答案是 D。

2.【试题答案】 B

【试题解析】本题考查要点是"温里药——附子的配伍"。附子的配伍：①附子配干姜：附子辛热，功善回阳救逆、温助脾阳；干姜辛热，重在温中，兼能回阳。两药相合，回阳救逆及温中之力大增，治亡阳证及中焦寒证效佳。②附子配细辛、麻黄：附子辛热，善补阳散寒；麻黄辛温，善开腠里而发汗散寒；细辛辛温气烈，善祛少阴经风寒。三药相合，善补阳发表散寒，治阳虚外感风寒功著。因此，本题的正确答案是 B。

3.【试题答案】 E

【试题解析】本题考查要点是"理气药——川楝子的性能特点"。川楝子的性能特点：苦泄寒清，主入肝、胃经。既疏肝泄热、行气止痛，治肝郁气滞或肝胃不和诸痛，兼热者最宜。又有小毒，内服能杀虫，外用能疗癣。因此，本题的正确答案是 E。

4.【试题答案】 D

【试题解析】本题考查要点是"消食药——莱菔子的主治病证"。莱菔子的主治病证：①食积气滞之脘腹胀满；②痰涎壅盛之气喘咳嗽。因此，本题的正确答案是 D。

5.【试题答案】 B

【试题解析】本题考查要点是"祛风湿药——蕲蛇的功效"。蕲蛇的功效：祛风通络，定惊止痉。因此，本题的正确答案是 B。

6.【试题答案】 B

【试题解析】本题考查要点是"决明子的功效"。决明子的功效：清肝明目，润肠通便。因此，本题的正确答案是 B。

7.【试题答案】 C

【试题解析】本题考查要点是"辛夷的功效"。辛夷的功效：散风寒，通鼻窍。因此，本题的正确答案是 C。

8.【试题答案】 C

【试题解析】本题考查要点是"清热燥湿药的性能特点"。

（1）清热泻火药性味多甘寒或苦寒，功主清泄实热郁火，主治外感热病气分高热证，以及肺热、胃火、肝火、心火等脏腑火热证等。

（2）清热凉血药性味多苦甘寒或咸寒，多入心、肝经，功主清热凉血，兼以滋润、活血，主治外感热病热入营血之高热神昏谵语，以及火热内生之血热妄行诸证。

（3）清热燥湿药性味多苦寒，功主清热燥湿，兼以清热泻火，主治外感或内伤之湿热火毒诸证，如湿温、暑湿、湿热中阻、湿热泻痢、黄疸、带下、淋痛、疮疹，以及诸脏腑火热证。

（4）清虚热药性味苦咸甘寒，多入肝、肾经，功主退虚热、除疳热，兼凉血。主治热病后期之阴伤发热、久病伤阴之骨蒸潮热，以及小儿疳热。

（5）清热解毒药性味亦多苦寒，或有辛寒、甘寒之性，功主清解热毒，主治外感或内生实热火毒诸证，如痈疮肿毒、丹毒、痄腮、咽喉肿痛、肺痈、肠痈、热毒泻痢、水火烫伤、蛇虫咬伤等。

因此，本题的正确答案是C。

9. 【试题答案】 A

【试题解析】本题考查要点是"温里药——吴茱萸的功效"。吴茱萸的功效：散寒止痛，疏肝下气，燥湿止泻。因此，本题的正确答案是A。

10. 【试题答案】 B

【试题解析】本题考查要点是"牡丹皮的性味归经"。牡丹皮的性味归经：苦、辛，微寒。归心、肝、肾经。因此，本题的正确答案是B。

11. 【试题答案】 D

【试题解析】本题考查要点是"润下药的性能特点"。

（1）温里药性温热，味多辛，或兼苦，或兼甘，主入脾、胃、肾、心经，兼入肝、肺经，主能温里散寒、温经止痛、补火助阳或回阳救逆，兼能化痰、燥湿、杀虫、止呃。

（2）理气药味多辛苦，气多芳香，性多偏温，主归脾、胃、肝、肺经，善于行散或泄降，主能理气调中、疏肝解郁、理气宽胸、行气止痛、破气散结，兼能消积、燥湿。

（3）峻下逐水药味多苦，性寒（或温）有毒，泻下作用峻猛，能引起剧烈腹泻，使体内潴留的水液从大便排除，部分还兼有利尿作用。主治水肿、鼓胀、胸胁停饮及痰饮喘满等。部分药物兼治风痰癫痫、疮毒及虫积等。

（4）润下药大多为植物的种子或种仁，富含油脂，能润燥滑肠，使大便软化，易于排出，药力最缓，多用于年老、体弱、久病、妇女胎前产后，以及月经期便秘者。

（5）攻下药大多味苦性寒，既能通便，又能泻火，且通便力较强，主治实热积滞、大便秘结或燥屎坚结等。还可用于外感热病所致的高热神昏、谵语发狂，或火热上炎之头痛、目赤、咽痛、牙龈肿痛、吐血、衄血等。此即上病下治，"釜底抽薪"之法。

因此，本题的正确答案是D。

12. 【试题答案】 D

【试题解析】本题考查要点是"红大戟与京大戟的功效及主治病证"。

（1）郁李仁

①功效：润肠通便，利水消肿。

②主治病证：肠燥便秘；水肿腹满，脚气浮肿。

（2）火麻仁
①功效：润肠通便。
②主治病证：老人、产妇及体虚之津枯肠燥便秘。
（3）巴豆
①功效：泻下冷积，逐水退肿，祛痰利咽，蚀疮去腐。
②主治病证：寒积便秘，腹满胀痛，小儿痰食积滞；大腹水肿；寒实结胸，喉痹痰阻；痈肿脓成未溃，恶疮烂肉，疥癣。
（4）芒硝
①功效：泻下，软坚，清热，回乳（外用）。
②主治病证：实热积滞，大便燥结；咽喉肿痛，口舌生疮，目赤肿痛，疮疡，乳痈，肠痈，痔疮肿痛。
（5）甘遂
①功效：泻水逐饮，消肿散结。
②主治病证：身面浮肿，大腹水肿，胸胁停饮；风痰癫痫；痈肿疮毒。
（6）芫花
①功效：泻水逐饮，祛痰止咳。外用杀虫疗疮。
②主治病证：身面浮肿，大腹水肿，胸胁停饮；寒痰咳喘；头疮，白秃，顽癣，冻疮。
（7）红大戟
①功效：泻水逐饮，消肿散结。
②主治病证：身面浮肿，大腹水肿，胸胁停饮；痈肿疮毒，瘰疬痰核。
（8）京大戟
①功效：泻水逐饮，消肿散结。
②主治病证：身面浮肿，大腹水肿，胸胁停饮；痈肿疮毒，瘰疬痰核。
因此，本题的正确答案是D。

13.【试题答案】 B

【试题解析】本题考查要点是"芫花的功效"。
（1）芒硝的功效：泻下，软坚，清热，回乳（外用）。
（2）芫花的功效：泻水逐饮，祛痰止咳。外用杀虫疗疮。
（3）大黄的功效：泻下攻积，清热泻火，解毒止血，活血祛瘀。
（4）京大戟的功效：泻水逐饮，消肿散结。
（5）火麻仁的功效：润肠通便。
因此，本题的正确答案是B。

14.【试题答案】 E

【试题解析】本题考查要点是"利水渗湿药——车前子的功效"。
（1）瞿麦的功效：利尿通淋，破血通经。主治：①热淋，血淋，石淋。②瘀血经闭。
（2）通草的功效：利水清热，通气下乳。主治：①湿热淋证。②湿温证，水肿尿少。
③产后乳汁不下。

（3）连钱草的功效：利湿通淋，清热解毒，散瘀消肿。主治：①石淋，热淋。②湿热黄疸。③疮痈肿痛，跌打损伤。

（4）冬葵子的功效：利水通淋，下乳，润肠通便。主治：①湿热淋证，水肿。②乳汁不下，乳房胀痛。③肠燥便秘。

（5）车前子的功效：利水通淋，渗湿止泻，明目，清肺化痰。主治：①温热淋证，小便不利，水肿兼热。②暑湿水泻。③肝热目赤肿痛，肝肾亏虚之目暗不明（配补肝肾药）。④肺热咳嗽痰多。

因此，本题的正确答案是E。

15.【试题答案】 D

【试题解析】本题考查要点是"金钱草的性味归经"。金钱草的性味归经：甘、淡，微寒。归肝、胆、肾、膀胱经。因此，本题的正确答案是D。

16.【试题答案】 A

【试题解析】本题考查要点是"川楝子的功效"。川楝子的功效：行气止痛，杀虫，疗癣。因此，本题的正确答案是A。

17.【试题答案】 E

【试题解析】本题考查要点是"神曲的主治病证"。

（1）鸡内金的主治病证：①食积不化，消化不良，小儿疳积；②遗尿，遗精；③泌尿系或肝胆结石症。

（2）莱菔子的主治病证：①食积气滞之脘腹胀满；②痰涎壅盛之气喘咳嗽。

（3）稻芽的主治病证：①食积证；②脾虚食少证。

（4）山楂的主治病证：①食滞不化，肉积不消，泻痢腹痛；②瘀血痛经、经闭，产后瘀阻腹痛，胸痹心痛；③疝气偏坠胀痛。

（5）神曲的主治病证：食积不化，脘腹胀满，不思饮食及肠鸣泄泻。

因此，本题的正确答案是E。

18.【试题答案】 A

【试题解析】本题考查要点是"辛温解表药——紫苏的来源"。紫苏的来源：唇形科植物紫苏的干燥茎、叶。叶称紫苏叶，梗称紫苏梗。因此，本题的正确答案为A。

19.【试题答案】 B

【试题解析】本题考查要点是"温里药——肉桂的功效"。肉桂功效：补火助阳，引火归原，散寒止痛，温通经脉。因此，本题的正确答案是B。

20.【试题答案】 E

【试题解析】本题考查要点是"仙鹤草的功效"。仙鹤草的功效：收敛止血，止痢，截疟，解毒，杀虫，补虚。因此，本题的正确答案是E。

21.【试题答案】 D

【试题解析】本题考查要点是"血竭的用法用量"。

（1）桃仁的用法用量：内服：煎汤，5~10g，捣碎；或入丸散。

(2) 干漆的用法用量：内服：煎汤，2~5g；入丸散，每次0.06~0.1g。宜烧枯或炒至焦枯黑烟尽，以减其毒性。

(3) 五灵脂的用法用量：内服：煎汤，3~10g，布包；或入丸散。外用：适量，研末调涂。活血止痛宜生用，化瘀止血宜炒用。

(4) 血竭的用法用量：内服：研末，1~2g；或入丸散。外用：适量，研末撒或入膏药内贴敷。

(5) 没药的用法用量：内服：煎汤，3~5g；或入丸散，宜炒去油用。外用：适量，研末敷。

因此，本题的正确答案是 D。

22.【试题答案】 E

【试题解析】本题考查要点是"芥子的性能特点"。

(1) 半夏的性能特点：本品辛散温燥，有毒而力较强，入脾、胃、肺经，善祛脾胃湿痰。内服能燥湿化痰，降逆止呕，消痞散结，为治湿痰、寒痰、呕吐之要药。外用能消肿散结，可治瘿瘤痰核及痈肿等。

(2) 天南星的性能特点：本品苦燥辛散，温化有毒，药力较强，入肺、肝、脾经，尤善祛经络风痰。内服既燥湿化痰，治顽痰咳嗽；又祛风止痉，治风痰诸证及破伤风。外用散结消肿而止痛，治痈疽、瘰疬。

(3) 旋覆花的性能特点：本品苦泄辛散，微温而降，主入肺、胃经，兼入脾与大肠经。既下气行水消痰，又降胃气止呕哕，为治肺胃气逆之要药。

(4) 桔梗的性能特点：本品苦泄辛散，性平不偏，质轻上浮，专入肺经。既善开宣肺气、祛痰利咽，又兼排脓，主治咳嗽痰多、咽痛音哑及肺痈吐脓。

(5) 芥子的性能特点：本品辛散温通，气锐走窜，专入肺经。既温肺脏、豁寒痰、利气机，又通经络、散寒结、止疼痛。善治寒痰及痰饮诸证，尤以痰在皮里膜外及经络者最宜。

因此，本题的正确答案是 E。

23.【试题答案】 D

【试题解析】本题考查要点是"桔梗的主治病证"。

(1) 瓜蒌的主治病证：①肺热咳嗽、痰稠不易咳出；②胸痹，结胸；③乳痈肿痛，肺痈，肠痈；④肠燥便秘。

(2) 前胡的主治病证：①肺气不降之喘咳痰稠；②风热咳嗽痰多。

(3) 款冬花的主治病证：多种咳嗽。

(4) 桔梗的主治病证：①咳嗽痰多，咳痰不爽，咽痛音哑；②肺痈胸痛，咳吐脓血，痰黄腥臭。

(5) 半夏的主治病证：①痰多咳喘，痰饮眩悸，风痰眩晕，痰厥头痛；②胃气上逆，恶心呕吐；③胸脘痞闷，梅核气，瘿瘤痰核，痈疽肿毒。

因此，本题的正确答案是 D。

24.【试题答案】 C

【试题解析】本题考查要点是"消食药——麦芽的性、功效"。麦芽性平,能回乳,故妇女授乳期不宜服。因此,本题的正确答案是C。

二、B型题

25~26.【试题答案】 D、B

【试题解析】本组题考查要点是"理气药的功效和主治"。

(1) 木香的功效:行气止痛,健脾消食。木香主治病证:①脾胃气滞之脘腹胀痛;②下痢腹痛、里急后重;③脾运失常、肝失疏泄之胁肋胀痛、泄泻;④脾虚气滞之食少吐泻。

(2) 甘松的功效:行气止痛,开郁醒脾。甘松主治病证有:①思虑伤脾或寒郁气滞引起的胸闷、脘腹胀痛、不思饮食;②湿脚气。

27~29.【试题答案】 C、E、B

【试题解析】本组题考查要点是"朱砂、石膏和滑石的来源"。
(1) 朱砂的来源:硫化物类辰砂族辰砂,主含硫化汞。
(2) 石膏的来源:硫酸盐类矿物硬石膏族石膏,主含含水硫酸钙。
(3) 滑石的来源:硅酸盐类矿物滑石族滑石,主含含水硅酸镁。

30~32.【试题答案】 A、C、E

【试题解析】本题考查要点是"祛风湿药——秦艽、络石藤、香加皮的功效和主治"。

(1) 秦艽的功效:祛风湿,舒经络,清虚热,利湿退黄。主治:①风湿热痹,风寒湿痹,表证夹湿。②骨蒸潮热。③湿热黄疸。

(2) 络石藤的功效:祛风通络,凉血消肿。主治:①风湿痹痛,筋脉拘挛。②喉痹,痈肿。

(3) 香加皮的功效:祛风湿,强筋骨,利水消肿。主治:①风寒湿痹,腰膝酸软。②水肿(尤宜心衰性水肿),小便不利。

33~36.【试题答案】 E、D、A、B

【试题解析】本组题考查要点是"红花、菊花、西红花和款冬花的来源"。
(1) 红花的来源:菊科植物红花的干燥花。
(2) 菊花的来源:菊科植物菊的干燥头状花序。黄者名黄菊花,白者名白菊花。
(3) 西红花的来源:鸢尾科植物番红花的干燥柱头。又名藏红花。
(4) 款冬花的来源:菊科植物款冬的干燥花蕾。

37~40.【试题答案】 B、A、D、E

【试题解析】本组题考查要点是"大青叶、枇杷叶、番泻叶和罗布麻叶的来源"。
(1) 大青叶的来源:十字花科植物菘蓝的干燥叶。
(2) 枇杷叶的来源:蔷薇科植物枇杷的干燥叶。
(3) 番泻叶的来源:豆科植物狭叶番泻或尖叶番泻的干燥小叶。
(4) 罗布麻叶的来源:夹竹桃科植物罗布麻的干燥叶。

41~44.【试题答案】　B、A、E、D

【试题解析】本组题考查要点是"清热解毒药的性能特点"。

（1）大青叶的性能特点：本品苦寒清泄，质轻升浮，药力颇强，入心、肺、胃经。善清热解毒、凉血消斑、利咽消肿，治血热毒盛所致诸证。

（2）板蓝根的性能特点：本品苦寒清解，入心、胃经，功与大青叶相似，尤善凉血利咽。

（3）野菊花的性能特点：本品苦辛泄散，微寒能清，入肺、肝经。善清热解毒而消散痈肿，为治热毒疮痈之要药；能疏散风热，治风热感冒、咽喉疼痛及风热上攻之目赤肿痛；兼平肝，治肝阳上亢之头痛眩晕等。

（4）鱼腥草的性能特点：本品质轻辛散，微寒清解，专入肺经。既清解透达，善清热解毒、排脓消痈，为治肺痈之要药；又兼通利，能利尿通淋，为治热淋涩痛所常用。

（5）白头翁的性能特点：本品苦寒泄降，入胃与大肠经。善除大肠热毒蕴结而凉血止痢。既为治热毒血痢之良药，又为治阿米巴痢疾所常用。

45~49.【试题答案】　D、C、B、A、E

【试题解析】本组题考查要点是"清热药的功效"。
（1）紫草的功效：凉血活血，解毒透疹。
（2）白头翁的功效：清热解毒，凉血止痢。
（3）大青叶的功效：清热解毒，凉血消斑，利咽消肿。
（4）黄芩的功效：清热燥湿，泻火解毒，止血，安胎。
（5）白薇的功效：退虚热，凉血清热，利尿通淋，解毒疗疮。

50~51.【试题答案】　A、C

【试题解析】本组题考查要点是"白前与前胡的功效"。
（1）白前性微温，功效降气祛痰止咳。
（2）百部性平，功效润肺止咳，杀虫灭虱。
（3）前胡性微寒，功效降气祛痰，宣散风热。
（4）芥子性温，功效温肺祛痰，利气散结，通络止痛。
（5）洋金花性温，功效平喘止咳，解痉，定痛。

52~55.【试题答案】　D、B、C、E

【试题解析】本组题考查要点是"祛风湿药的功效"。
（1）伸筋草的功效：祛风除湿，舒筋活络。
（2）丝瓜络的功效：祛风通络，化痰解毒。
（3）鹿衔草的功效：祛风湿，强筋骨，调经止血，补肺止咳。
（4）雷公藤的功效：祛风除湿，活血通络，消肿止痛，杀虫解毒。
（5）青风藤的功效：祛风湿，通经络，利小便。

56~58.【试题答案】　A、A、B

【试题解析】本组题考查要点是"温里药的功效"。
（1）花椒的功效：温中止痛，杀虫止痒。

(2) 小茴香的功效：散寒止痛，理气和胃。
(3) 高良姜的功效：散寒止痛，温中止呕。
(4) 荜茇的功效：温中散寒，行气止痛。
(5) 丁香的功效：温中降逆，温肾助阳。

59~62.【试题答案】　E、B、A、C

【试题解析】本组题考查要点是"化痰药的功效"。
(1) 川贝母的功效：清热化痰，润肺止咳，散结消痈。
(2) 浙贝母的功效：清热化痰，散结消肿。
(3) 前胡的功效：降气祛痰，宣散风热。
(4) 白前的功效：降气祛痰止咳。
(5) 旋覆花的功效：消痰行水，降气止呕。

三、C型题

63.【试题答案】　D

【试题解析】本题考查要点是"槟榔的主治病证"。槟榔的主治病证：①绦虫病，姜片虫病、蛔虫病、蛲虫病，钩虫病等；②食积气滞之腹胀、便秘，泻痢里急后重；③水肿，脚气浮肿；④疟疾。因此，本题的正确答案为D。

64.【试题答案】　B

【试题解析】本题考查要点是"槟榔的用法用量"。槟榔的用法用量：①内服：煎汤，3~10g；单用驱杀绦虫、姜片虫，须用30~60g；或入丸散。②外用：适量，煎水洗，或研末调敷。焦槟榔长于消积。因此，本题的正确答案为B。

65.【试题答案】　E

【试题解析】本题考查要点是"槟榔的使用注意"。槟榔的使用注意：本品行气、缓通大便，故脾虚便溏及气虚下陷者不宜服。因此，本题的正确答案为E。

66.【试题答案】　A

【试题解析】本题考查要点是"艾叶的功效"。艾叶的功效：温经止血，散寒止痛。因此，本题的正确答案为A。

67.【试题答案】　C

【试题解析】本题考查要点是"艾叶的主治病证"。艾叶的主治病证：①虚寒性崩漏下血、胎漏；②经寒痛经、月经不调，带下清稀，宫冷不孕；③脘腹冷痛；④湿疹瘙痒（外用）。此外，用于温灸。因此，本题的正确答案为C。

68.【试题答案】　E

【试题解析】本题考查要点是"艾叶的使用注意"。艾叶的使用注意：本品辛香温燥，故不可过量或持续服用，阴虚血热者忌服。因此，本题的正确答案为E。

四、X 型题

69.【试题答案】 ABCDE

【试题解析】本题考查要点是"清热燥湿药——黄连的药理作用"。黄连的药理作用：解热、抗菌、抗病毒、抗原虫、抗炎、抗过敏、增强免疫功能、抗肿瘤、抗心律失常和心肌缺血、降血压、抑制胃肠平滑肌、抗溃疡、利胆、降血糖、抑制血小板聚集及抑制中枢等。因此，本题的正确答案是 ABCDE。

70.【试题答案】 ABC

【试题解析】本题考查要点是"辛温解表药——细辛的来源"。细辛的来源：马兜铃科植物北细辛、汉城细辛或华细辛的根及根茎。因此，本题的正确答案为 ABC。

71.【试题答案】 ABCDE

【试题解析】本题考查要点是"止血药——蒲黄的药理作用"。蒲黄的药理作用：促进血凝、止血、抗血小板聚集、扩张血管、降血压、抗心肌缺血、抗动脉粥样硬化、改善微循环、兴奋子宫、抗炎及镇痛等。

72.【试题答案】 AE

【试题解析】本题考查要点是"胖大海的功效"。胖大海具有清宣肺气、清肠通便的功效。因此，本题的正确答案是 AE。

73.【试题答案】 ABCDE

【试题解析】本题考查要点是"山楂的药理作用"。山楂的药理作用：本品有助消化、降血脂、抗动脉粥样硬化、抗心绞痛、强心、降血压、抗心律失常、增加冠脉血流量、扩张血管、收缩子宫、抗菌、调节体液与细胞免疫功能、抗癌等作用。因此，本题的正确答案是 ABCDE。

74.【试题答案】 ABCDE

【试题解析】本题考查要点是"益母草的主治病证"。益母草的主治病证：①月经不调，痛经，经闭，产后瘀阻腹痛，跌打伤痛；②小便不利，水肿；③疮痈肿毒，皮肤痒疹。因此，本题的正确答案是 ABCDE。

75.【试题答案】 ABCD

【试题解析】本题考查要点是"息风止痉药——地龙的功效"。地龙的功效：清热息风，平喘，通络，利尿。因此，本题的正确答案是 ABCD。

第二部分 常用中成药参考答案及解析

一、A 型题

76.【试题答案】 E

【试题解析】本题考查要点是"清肺止咳剂——急支糖浆的主治"。急支糖浆的主治：外感风热所致的咳嗽，症见发热、恶寒、胸膈满闷、咳嗽咽痛；急性支气管炎、慢性支气管炎急性发作见上述证候者。因此，本题的正确答案是E。

77.【试题答案】 C

【试题解析】本题考查要点是"益气固表剂——玉屏风胶囊的功能"。玉屏风胶囊的功能：益气，固表，止汗。因此，本题的正确答案是C。

78.【试题答案】 D

【试题解析】本题考查要点是"滋阴剂——六味地黄丸的功能"。六味地黄丸的功能：滋阴补肾。因此，本题的正确答案是D。

79.【试题答案】 E

【试题解析】本题考查要点是"理气疏肝剂——胃苏颗粒的主治"。胃苏颗粒的主治：气滞型胃脘痛，症见胃脘胀痛、窜及两胁、得嗳气或矢气则舒、情绪郁怒则加重、胸闷食少、排便不畅、舌苔薄白、脉弦。因此，本题的正确答案是E。

80.【试题答案】 B

【试题解析】本题考查要点是"活血行气剂——心可舒胶囊的主治"。心可舒胶囊的主治：气滞血瘀引起的胸闷、心悸、头晕、头痛、颈项疼痛；冠心病心绞痛、高血脂、高血压、心律失常见上述证候者。因此，本题的正确答案是B。

81.【试题答案】 D

【试题解析】本题考查要点是"补气剂——薯蓣丸的主治"。
（1）四君子丸（合剂）的主治：脾胃气虚，胃纳不佳，食少便溏。
（2）参苓白术散（水丸、颗粒）的主治：脾胃虚弱，食少便溏，气短咳嗽，肢倦乏力。
（3）六君子丸的主治：脾胃虚弱，食量不多，气虚痰多，腹胀便溏。
（4）薯蓣丸的主治：气血两虚，脾肺不足所致的虚劳、胃脘痛、痹病、闭经、月经不调。
（5）启脾丸的主治：脾胃虚弱，消化不良，腹胀便溏。
因此，本题的正确答案是D。

82.【试题答案】 A

【试题解析】本题考查要点是"补气养阴剂——生脉饮（胶囊）的配伍意义"。生脉饮（胶囊）的方义简释：方中红参甘补性温，善补气复脉、生津止渴、安神益智，故为君药。

麦冬甘微苦微寒，既善清养肺胃之阴而生津止渴，又清心除烦，与红参合用，气阴双补，可促使气旺、津生、脉复，故为臣药。

五味子酸收甘补而温，善滋阴益气、生津止汗、安神，故为佐药。

全方配伍，补中兼清敛，共奏益气复脉、养阴生津之功，故善治气阴两虚所致的心悸气短、脉微自汗。

因此，本题的正确答案是A。

83.【试题答案】 B

【试题解析】本题考查要点是"开窍剂——万氏牛黄清心丸的功能和主治"。万氏牛黄清心丸的功能：清热解毒、镇惊安神。主治：热入心包，热盛动风证，症见高热烦躁，神昏谵语及小儿高热、高热惊厥。因此，本题的正确答案是B。

84.【试题答案】 E

【试题解析】本题考查要点是"祛湿剂——八正合剂处方君药"。八正合剂方中川木通苦寒清利，善清心火、利湿热、通经脉而利尿通淋；炒车前子甘寒滑利，善清热利尿通淋。两药相须为用，清热利尿通淋力强，故为君药。因此，本题的正确答案是E。

85.【试题答案】 E

【试题解析】本题考查要点是"理气和中剂——越鞠丸"。

（1）理气疏肝剂包括：四逆散、左金丸（胶囊）、柴胡舒肝丸、气滞胃痛颗粒（片）、胃苏颗粒。

（2）理气和中剂：木香顺气丸（颗粒）、越鞠丸。

因此，本题的正确答案是E。

86.【试题答案】 D

【试题解析】本题考查要点是"消积导滞剂——保和丸的药物组成"。保和丸的药物组成：焦山楂、六神曲（炒）、炒莱菔子、炒麦芽、半夏（制）、陈皮、茯苓、连翘。因此，本题的正确答案是D。

87.【试题答案】 C

【试题解析】本题考查要点是"消导剂——健脾消食丸的功能"。健脾消食丸功能：健脾，和胃，消食，化滞。因此，本题的正确答案是C。

88.【试题答案】 E

【试题解析】本题考查要点是"温化水湿剂——萆薢分清丸的主治"。萆薢分清丸主治：肾不化气、清浊不分所致的白浊、小便频数。因此，本题的正确答案是E。

89.【试题答案】 A

【试题解析】本题考查要点是"祛寒通痹剂——小活络丸的配伍意义"。

（1）小活络丸的全方配伍，辛苦温通，共奏祛风散寒、化痰除湿、活血止痛之功效，故善治风寒湿邪痹阻、痰瘀阻络所致的痹病，症见肢体关节疼痛、或冷痛、或刺痛、或疼痛夜甚、关节屈伸不利、麻木拘挛等。

（2）木瓜丸的全方配伍，主以祛邪，兼以扶正，共奏祛风散寒、除湿通络之功，故善治风寒湿闭阻之痹病，症见关节疼痛、肿胀、屈伸不利、局部恶风寒、肢体麻木、腰膝酸软等。

（3）风湿骨痛丸（胶囊）的全方配伍，辛散温燥，兼以甘缓，共奏温经散寒、通络止痛之功，故善治寒湿闭阻经络所致的痹病，症见腰脊疼痛、四肢关节冷痛等；或风湿性关节炎见上述证候者。

（4）四妙丸的全方配伍，清利苦燥，共奏清热利湿之功，故善治湿热下注之痹病证，症见足膝红肿、筋骨疼痛。

（5）痛风定胶囊的全方配伍，苦寒清泄通利，共奏清热祛湿、活血通络定痛之功，故善治湿热瘀阻之痹病，症见关节红肿热痛，伴有发热、汗出不解、口渴心烦、小便黄、舌红苔黄腻、脉滑数；以及痛风见上述证候者。

因此，本题的正确答案是 A。

90.【试题答案】　B

【试题解析】本题考查要点是"治疮疡剂——牛黄醒消丸的用法用量"。

（1）连翘败毒丸的用法用量：口服。水丸一次6g，一日2次。

（2）牛黄醒消丸的用法用量：用黄酒或温开水送服。水丸一次3g，一日1～2次。患在上部，临睡前服；患在下部，空腹时服。

（3）如意金黄散的用法用量：外用。红肿，烦热，疼痛，用清茶调敷；漫肿无头，用醋或葱酒调敷；亦可用植物油或蜂蜜调敷。一日数次。

（4）紫草膏的用法用量：外用。摊于纱布上贴患处，每隔1～2日换药一次。

（5）当归苦参丸的用法用量：口服。大蜜丸：一次1丸，一日2次。水丸：一次1瓶（6g），一日2次。

因此，本题的正确答案是 B。

91.【试题答案】　D

【试题解析】本题考查要点是"固涩剂——金锁固精丸的药物组成及方义简释"。金锁固精丸组成：炒沙苑子、蒸芡实、莲子、莲须、煅龙骨、煅牡蛎。方中炒沙苑子甘温补涩，善补肾助阳固精，故为君药。因此，本题的正确答案是 D。

二、B 型题

92～96.【试题答案】　B、C、A、D、E

【试题解析】本组题考查要点是"内科常用中成药的药物组成"。

（1）桂枝合剂的药物组成：桂枝、白芍、生姜、大枣、甘草。

（2）银翘解毒丸（颗粒、片、胶囊）的药物组成：金银花、连翘、薄荷、荆芥、淡豆豉、牛蒡子（炒）、淡竹叶、桔梗、甘草。

（3）桑菊感冒片（颗粒、合剂）的药物组成：桑叶、菊花、薄荷素油、苦杏仁、桔梗、连翘、芦根、甘草。

（4）六一散的药物组成：滑石粉、甘草。

（5）理中丸（党参理中丸）的药物组成：炮姜、党参、土白术、炙甘草。

97～101.【试题答案】　A、C、E、B、D

【试题解析】本组题考查要点是"祛暑剂的功能"。

（1）甘露消毒丸的功能：芳香化湿，清热解毒。

（2）六合定中丸的功能：祛暑除湿，和中消食。

（3）清暑益气丸的功能：祛暑利湿，补气生津。

（4）紫金锭（散）的功能：辟瘟解毒，消肿止痛。

（5）十滴水（软胶囊）的功能：健胃，祛暑。

102～105.【试题答案】　C、A、D、B

【试题解析】本组题考查要点是"内科常用中成药的主治"。

（1）抗癌平丸的主治：热毒瘀血壅滞所致的胃癌、食道癌、贲门癌、直肠癌等消化道肿瘤。

（2）香砂平胃丸的主治：湿浊中阻、脾胃不和所致的胃脘疼痛、胸膈满闷、恶心呕吐、纳呆食少。

（3）二陈丸的主治：痰湿停滞导致的咳嗽痰多、胸脘胀闷、恶心呕吐。

（4）七味都气丸的主治：肾不纳气所致的喘促、胸闷、久咳、气短、咽干、遗精、盗汗、小便频数。

（5）苏合香丸的主治：痰迷心窍所致的痰厥昏迷、中风偏瘫、肢体不利，以及中暑、心胃气痛。

106～110.【试题答案】　A、B、E、C、E

【试题解析】本组题考查要点是"滋阴剂——六味地黄丸（胶囊、颗粒、口服液、片、软胶囊）、杞菊地黄丸（浓缩丸、片、口服液、胶囊）的方义简释"。

（1）六味地黄丸（胶囊、颗粒、口服液、片、软胶囊）的方义简释：方中熟地黄甘补微温，善滋补肾阴、填精益髓，故重用为君药。

酒萸肉酸甘微温，善补益肝肾、收敛固涩；山药甘补涩敛性平，既养阴益气、补脾肺肾，又固精缩尿。二药相合，既助君药滋养肾阴，又能固精止汗，故共为臣药。

泽泻甘淡渗利性寒，善泄相火、渗利湿浊；茯苓甘补淡渗性平，善健脾、渗利水湿；牡丹皮辛散苦泄微寒，善清泻肝火、退虚热。三药相合，能清降相火、渗利湿浊、健脾，使君臣药填补真阴而不腻，清降虚火而不燥，固肾涩精而不滞，故共为佐药。

全方配伍，三补三泻，共奏滋阴补肾之功，故善治肾阴亏损所致的头晕耳鸣、腰膝酸软、骨蒸潮热、盗汗遗精、消渴。

（2）杞菊地黄丸（浓缩丸、片、口服液、胶囊）的方义简释：方中熟地黄甘补微温，善滋阴养血、益肾填精，为补肝肾、益精血之要药，故重用为君药。

酒萸肉酸甘微温补敛，善补益肝肾；山药甘补涩敛性平，善养阴益气、补脾肺肾，为平补气阴之要药；枸杞子甘润而平，善补肝肾而益精明目；菊花甘苦微寒，善疏风清热、平肝明目。四药相合，既助君臣药滋肾养肝，又疏风泻火明目，故共为臣药。

牡丹皮辛散苦泄微寒，善清热凉血、退虚热，制山茱萸之温涩；茯苓甘补淡渗性平，善健脾、渗利水湿，助山药健脾益肾而不留湿；泽泻甘淡渗利性寒，善泄相火、渗利湿浊，防熟地滋腻生湿。三药相合，既泄肝肾之火，以免肝肾之阴被灼；又健脾渗湿，以免君臣药之腻滞，故共为佐药。

全方配伍，主补兼泻，共奏滋肾养肝、明目之功，故善治肝肾阴虚所致的眩晕耳鸣、羞明畏光、迎风流泪、视物昏花。

111～113.【试题答案】　A、E、C

【试题解析】本组题考查要点是"儿科常用中成药——肥儿丸、小儿化食丸、小儿消积止咳口服液的功能"。

（1）肥儿丸的功能：健胃消积，驱虫。
（2）小儿化食丸的功能：消食化滞，泻火通便。
（3）小儿消积止咳口服液的功能：清热肃肺，消积止咳。

三、C 型题

114.【试题答案】 B

【试题解析】本题考查要点是"朱砂安神丸的药物组成"。朱砂安神丸的药物组成：朱砂、黄连、地黄、当归、甘草。因此，本题的正确答案是 B。

115.【试题答案】 E

【试题解析】本题考查要点是"朱砂安神丸的功能"。朱砂安神丸的功能：清心养血，镇惊安神。因此，本题的正确答案是 E。

116.【试题答案】 A

【试题解析】本题考查要点是"朱砂安神丸的主治"。朱砂安神丸的主治：心火亢盛、阴血不足证，症见心神烦乱、失眠多梦、心悸不宁、舌尖红、脉细数。因此，本题的正确答案是 A。

117.【试题答案】 D

【试题解析】本题考查要点是"朱砂安神丸的注意事项"。朱砂安神丸的注意事项：孕妇忌服。心气不足、脾胃虚弱者忌服。因其含朱砂，故不宜过量或久服，以防引起中毒。不宜与碘、溴化物并用，以防产生毒副作用。因此，本题的正确答案是 D。

四、X 型题

118.【试题答案】 ABCD

【试题解析】本题考查要点是"清热泻火解毒剂——龙胆泻肝丸（颗粒、口服液）的配伍意义"。龙胆泻肝丸（颗粒、口服液）的全方配伍，苦寒清利，泻利兼补，共奏疏肝利胆、清热除湿之功，故善治肝胆湿热所致的头晕目赤、耳鸣耳聋、耳肿疼痛、胁痛口苦、尿赤涩痛、湿热带下。也可用于肝火上炎所致的病证。因此，本题的正确答案是 ABCD。

119.【试题答案】 ABCDE

【试题解析】本题考查要点是"补虚剂——桂附地黄丸（胶囊）使用注意事项"。桂附地黄丸（胶囊）使用注意事项有：孕妇、肺热津伤、胃热炽盛、阴虚内热消渴者慎用。治疗期间宜节制房事。因其含大热有毒的附子，故中病即止，不可过量或久服。服药期间，忌食生冷、油腻食物。因此，本题的正确答案是 ABCDE。

120.【试题答案】 BC

【试题解析】本题考查要点是"祛痰剂——清气化痰丸、复方鲜竹沥液的主治"。
（1）礞石滚痰丸的主治：痰火扰心所致的癫狂惊悸，或喘咳痰稠、大便秘结。
（2）清气化痰丸的主治：痰热阻肺所致的咳嗽痰多、痰黄黏稠、胸腹满闷。

（3）复方鲜竹沥液的主治：痰热咳嗽，痰黄黏稠。
（4）半夏天麻丸的主治：脾虚湿盛、风痰上扰所致的眩晕、头痛、如蒙如裹、胸脘满闷。
（5）消瘿丸的主治：痰火郁结所致的瘿瘤初起；单纯型地方性甲状腺肿见上述证候者。
因此，本题的正确答案是BC。

中药学专业知识（二）

临考冲刺模拟试卷（三）

第一部分　常用单味中药

一、A型题（最佳选择题。共24题，每题1分。每题的备选答案中只有一个最佳答案）

1. 侧柏叶除凉血止血、生发乌发外，又能（　　）
   A. 利尿通淋　　　　　　　　B. 解毒敛疮
   C. 清肝泻火　　　　　　　　D. 祛痰止咳
   E. 散瘀消肿

2. 上能清肺润燥，中能清胃生津，下能滋阴降火，治疗实热虚热均可选用的是（　　）
   A. 芦根　　　　　　　　　　B. 栀子
   C. 石膏　　　　　　　　　　D. 知母
   E. 竹叶

3. 某男，40岁，患热结便秘，兼肝经实火，宜选用的药是（　　）
   A. 龙胆　　　　　　　　　　B. 芒硝
   C. 芦荟　　　　　　　　　　D. 番泻叶
   E. 青葙子

4. 木瓜的主治病证是（　　）
   A. 吐泻转筋　　　　　　　　B. 湿疹瘙痒
   C. 胃阴虚证　　　　　　　　D. 风湿热痹
   E. 跌打损伤

5. 既能燥湿健脾，又祛风湿的药是（　　）
   A. 厚朴　　　　　　　　　　B. 苍术
   C. 白术　　　　　　　　　　D. 砂仁
   E. 防风

6. 木香性温，能通理三焦，其主治病证是（　　）
   A. 肝瘀血滞之脘痛　　　　　B. 肝火郁滞之胁痛
   C. 痰浊闭阻之胸痹　　　　　D. 痰湿壅肺之咳喘
   E. 脾胃气滞之脘腹胀痛

7. 功能补中缓急，润肺止咳，滑肠通便的中药是（ ）
   A. 大枣   B. 山药
   C. 黄芪   D. 蜂蜜
   E. 甘草
8. 何首乌的药用部位为（ ）
   A. 根   B. 根茎
   C. 根及根茎   D. 块根
   E. 块茎
9. 刺五加的功效是（ ）
   A. 益气健脾，固精止带   B. 补脾益气，养心安神
   C. 补脾益肺，生津止渴   D. 补气养阴，清火生津
   E. 益气健脾，补肾安神
10. 为活血通经、止痛之佳品，治瘀血诸证无论新久皆宜的中药是（ ）
    A. 远志   B. 石菖蒲
    C. 苏合香   D. 麝香
    E. 龙骨
11. 广金钱草来源于（ ）
    A. 豆科   B. 菊科
    C. 唇形科   D. 报春花科
    E. 马鞭草科
12. 枸杞子的药用部位为（ ）
    A. 干燥成熟果实   B. 干燥未成熟果实
    C. 干燥近成熟果实   D. 干燥幼果
    E. 干燥成熟种子
13. 某医师根据肺为娇脏喜润恶燥之特点，在治疗咳嗽痰喘的处方中常将紫菀与款冬花相须为用。二者除均能润肺下气外，又均能（ ）
    A. 润肠通便   B. 降逆止呕
    C. 清肠疗痔   D. 化痰止咳
    E. 纳气平喘
14. 藁本的药用部位为（ ）
    A. 根   B. 根茎
    C. 根茎及根   D. 块茎
    E. 块根
15. 莪术来源于（ ）
    A. 百合科   B. 天南星科
    C. 泽泻科   D. 鸢尾科
    E. 姜科
16. 淫羊藿的功效是（ ）

A. 补肾助阳，润肠通便 B. 补肝肾，行血脉，续筋骨
C. 补肝肾，强筋骨，安胎 D. 补肾壮阳，祛风除湿
E. 补阳益阴，固精缩尿，明目止泻，安胎，生津

17. 石韦来源于( )
    A. 蚌壳蕨科 B. 鳞毛蕨科
    C. 紫萁科 D. 乌毛蕨科
    E. 水龙骨科

18. 外敷能刺激皮肤引起发疱，皮肤过敏者应慎用的中药是( )
    A. 旋覆花 B. 赭石
    C. 芥子 D. 天南星
    E. 海浮石

19. 珍珠不具有的功效是( )
    A. 安神定惊 B. 明目除翳
    C. 解毒敛疮 D. 润肤祛斑
    E. 平肝潜阳

20. 凡具辛香走窜之性，以开窍醒神为主要功效的药物，称为( )
    A. 安神药 B. 开窍药
    C. 利水渗湿药 D. 平肝息风药
    E. 清热解毒药

21. 太子参来源于（ ）
    A. 五加科 B. 玄参科
    C. 桔梗科 D. 石竹科
    E. 伞形科

22. 南柴胡的原植物为( )
    A. 柴胡 B. 狭叶柴胡
    C. 大叶柴胡 D. 竹叶柴胡
    E. 银柴胡

23. 粉防己碱具有下列哪项生物活性( )
    A. 镇痛、消炎、降压、扩冠脉作用、抗肿瘤
    B. 消肿利尿、抗肿瘤、抗病原体、抗心律不齐
    C. 解痉止痛、散瞳
    D. 降压
    E. 抗癌

24. 乌梅的药用部位为( )
    A. 干燥成熟果实 B. 干燥未成熟果实
    C. 干燥近成熟果实 D. 干燥幼果
    E. 干燥成熟种子

二、B 型题（配伍选择题。共 38 题，每题 1 分。备选答案在前，试题在后。每组若干题。每组题均对应同一组备选答案。每题只有一个正确答案，每个备选答案可重复选用，也可不选用）

  A. 薤白   B. 甘松
  C. 沉香   D. 香附
  E. 川楝子

25. 某女，86 岁。体瘦，患支气管哮喘 20 年，时而喘息，动则加重，证属下元虚冷、肾不纳气之虚喘。日前因不慎着凉，又患胃寒呕吐，治当温中止呕，温肾纳气，宜选用的药是（　）

26. 某男，50 岁。体胖，患胸痹 5 年，时而心痛，痰多胸闷，苔白腻，症属痰浊闭阻，胸阳不振。日前因饮食不洁，又患胃肠气滞、泻痢里急后重，治当通阳散结、行气导滞，宜选用的药是（　）

  A. 瓜蒌   B. 竹沥
  C. 竹茹   D. 海藻
  E. 昆布

27. 既能清热化痰，又能除烦止呕的药物是（　）
28. 既能清热豁痰，又能定惊利窍的药物是（　）
29. 既能清热化痰，又能宽胸散结的药物是（　）

  A. 心肝脾经   B. 心肝肺经
  C. 心肝肾经   D. 心肝胆经
  E. 心肾肺经

30. 磁石的归经是（　）
31. 酸枣仁的归经是（　）
32. 远志的归经是（　）

  A. 疏风平肝   B. 通利关节
  C. 燥湿止带   D. 解暑，截疟
  E. 明目，止痉

33. 野菊花除清热解毒外，又能（　）
34. 熊胆除清热解毒外，又能（　）
35. 秦皮除清热解毒外，又能（　）

  A. 乌药   B. 佛手
  C. 甘松   D. 柿蒂
  E. 青木香

36. 治疗疝气痛，睾丸肿痛，多选用的药物是（ ）
37. 治疗尿频，遗尿，多选用的药物是（ ）
38. 治疗呃逆证，多选用的药物是（ ）
39. 治疗疮痈肿毒，宜选用的药物是（ ）
40. 治疗思虑伤脾、气机郁滞之胸闷、腹胀、不思饮食，应选用的药物是（ ）

    A. 苦涩温　　　　　　　　B. 苦涩凉
    C. 辛（涩）热　　　　　　D. 苦辛温
    E. 苦辛寒

41. 侧柏叶的性味是（ ）
42. 炮姜的性味是（ ）
43. 茜草的性味是（ ）

    A. 苦寒　　　　　　　　　B. 苦温
    C. 辛温　　　　　　　　　D. 辛凉
    E. 苦涩平

44. 芥子的性味是（ ）
45. 浙贝母的性味是（ ）
46. 白果的性味是（ ）

    A. 破血逐瘀，续筋接骨　　B. 破血通经，消食化积
    C. 活血定痛，敛疮生肌　　D. 活血祛瘀，解郁安神
    E. 活血通经，清热利湿

47. 西红花的功效是（ ）
48. 刘寄奴的功效是（ ）
49. 北刘寄奴的功效是（ ）

    A. 冰片　　　　　　　　　B. 麝香
    C. 石菖蒲　　　　　　　　D. 苏合香
    E. 安息香

50. 治血滞经闭，最宜选用的药物是（ ）
51. 治湿阻中焦之脘腹痞胀，宜选用的药物是（ ）
52. 治痰湿蒙蔽心窍之神志恍惚，健忘耳鸣，宜选用的药物是（ ）

    A. 蛤蚧　　　　　　　　　B. 冬虫夏草
    C. 紫河车　　　　　　　　D. 龙眼肉
    E. 淫羊藿

53. 既能补肺肾，又能止血化痰，多用于劳嗽痰血的药物是（ ）

54. 既能补肺肾之气，又能纳气平喘，为治虚喘的药物是(　　)
55. 既能温肾补精，又能益气养血的药物是(　　)

  A. 雄黄   B. 白矾
  C. 轻粉   D. 蛇床子
  E. 土荆皮

56. 外用杀虫止痒，内服截疟祛痰的药物是(　　)
57. 外用杀虫止痒，内服利水通便的药物是(　　)
58. 外用杀虫止痒，内服温肾壮阳的药物是(　　)
59. 外用杀虫止痒，内服止血止泻的药物是(　　)

  A. 绞股蓝   B. 刺五加
  C. 白扁豆   D. 红景天
  E. 西洋参

60. 某男，60岁，患热病气阴两伤之烦倦，治当补气养阴、清热生津，宜选用的药是(　　)
61. 某女，76岁，患脾虚乏力与肾虚腰膝酸软，治当补气健脾、益肾强腰，宜选用的药是(　　)
62. 某男，50岁，素体气虚乏力，今日又患热毒疮痈，治当选用性寒，既健脾益气又清热解毒之品。符合这一条件的药是(　　)

三、C型题（综合分析选择题。共2道大题，每道大题包含3小题，共6题，每题1分。每题的备选答案中只有一个最佳答案）

患者，女，36岁。因牙痛2天就诊。检查：患者左侧磨牙牙龈红肿，按压疼痛明显，无波动感体温37℃，脉搏70次/分钟，血压110/80mmHg。平时体健，曾有头孢氨苄过敏史。诊断：牙周炎。遂给予牛黄上清胶囊0.3g×20/盒，服药4粒。服药后15分钟左右，突感胸闷，头晕恶心，面部浮肿，继之呼吸困难，出冷汗。神志昏迷，脉搏48次/分钟，血压70/40mmHg。考虑为过敏性休克。急掐人中穴，立即皮下注射肾上腺素1mg，随之肌注地塞米松5mg，再于10%葡萄糖中加入地塞米松10mg静滴，0.5小时后症状逐渐改善，3小时后诸症状消失，脉搏68次/分钟，血压恢复至100/70mmHg。

63. 牛黄的主治病证不包括(　　)
  A. 热毒疮肿
  B. 咽喉肿烂，口舌生疮，瘰疬
  C. 温病高热动风，小儿急惊抽搐，痰热癫痫
  D. 温病热入心包神昏，中风痰热神昏
  E. 温病发热、头痛或发斑疹

64. 牛黄的使用注意是(　　)
  A. 非实热证不宜用，孕妇慎服 B. 非实热证不宜用，孕妇忌服
  C. 脾胃虚寒者慎服   D. 脾胃虚寒者忌服

E. 脾胃虚寒及气虚脓清者不宜服

65. 牛黄的药理不包括（　　）
A. 抗病毒、抗炎、抗惊厥
B. 镇静、镇痛、强心
C. 抑制血小板聚集
D. 抗实验性心律失常
E. 降血压、解毒、调节胆汁排泄及保肝

患者，男，25岁。因后颈部疮肿，口服黄豆大小蟾酥3块。服后约半小时觉头晕目眩，视物模糊，倦怠无力，胃部极度难受，恶心伴剧烈呕吐，始为胃内容，继为大量淡黄色黏液，并时吐泡沫，口角流涎。体检：急性病容，烦躁不安，面色发灰，口唇发绀，双目无神，呼吸急促，全身冷汗，四肢厥冷，但神志清楚，诉嘴唇发麻。心率70次/分钟，心音钝。两肺正常。血压8/6.7kPa。脉沉缓无力。即针刺内关、人中2穴；高锰酸钾水400mL洗胃，口服硫酸镁20g导泻，肌注可拉明2mL，静滴10%葡萄糖液500mL加维生素C 1g，肌注阿托品0.5g 2次；吸氧。约15分钟后病人躁动不安，病情迅速恶化，因呼吸、循环衰竭而死亡。距进服蟾酥时间不到3小时。

66. 蟾酥的性味归经是（　　）
A. 辛，热。有大毒。归肝、胃、肾经
B. 辛，温。有毒。归心经
C. 苦，温。有大毒。归肝、脾经
D. 辛，热。有大毒。归肺、脾经
E. 甘，平。归肝、脾经

67. 蟾酥的主治病证不包括（　　）
A. 痈疽疔疮
B. 咽喉肿痛
C. 龋齿作痛
D. 恶疮死肌
E. 痧胀腹痛吐泻，甚则昏厥

68. 蟾酥的使用注意是（　　）
A. 外用不可入目，孕妇忌用
B. 外用不可入目，孕妇慎用
C. 内服应严格炮制，不能生用及多服久服，外用不宜大面积或长期涂敷。孕妇禁用，运动员慎用
D. 不宜长期或大面积涂敷，腐肉已去或脓水已净者慎用
E. 不宜长期或大面积涂敷，腐肉已去或脓水已净者忌用

四、X型题（多项选择题。共7题，每题1分。每题的备选答案中有2个或2个以上正确，少选或多选均不得分）

69. 能清心热的药物有（　　）
A. 竹叶
B. 栀子
C. 黄连
D. 浮萍
E. 连翘

70. 常标以辛味的药物是( )
    A. 开窍药   B. 解表药
    C. 芳香化湿药   D. 理气药
    E. 活血祛瘀药

71. 治痰火互结之结胸证,常与黄连配伍的药有( )
    A. 黄柏   B. 半夏
    C. 苍术   D. 瓜蒌
    E. 青皮

72. 能止呕的药物有( )
    A. 干姜   B. 半夏
    C. 竹茹   D. 赭石
    E. 常山

73. 长于驱绦虫的药物有( )
    A. 使君子   B. 苦楝皮
    C. 槟榔   D. 南瓜子
    E. 榧子

74. 补骨脂的功效有( )
    A. 温肾助阳   B. 明目
    C. 纳气平喘   D. 活血散瘀
    E. 暖脾止泻

75. 常用单味中药中具有辛苦温燥的有( )
    A. 轻粉   B. 雄黄
    C. 蛇床子   D. 白矾
    E. 硫黄

第二部分 常用中成药

一、A型题（最佳选择题。共16题,每题1分。每题的备选答案中只有一个最佳答案）

76. 某女,18岁,一周前突发黄疸,症见面目悉黄,胸胁胀痛,恶心呕吐,小便黄赤,证属肝胆湿热,宜选用的成药是( )
    A. 茵栀黄口服液   B. 排石颗粒
    C. 消炎利胆片   D. 沉香化滞丸
    E. 香连丸

77. 橘红丸除清肺、化痰外,又能( )
    A. 止咳   B. 通便

C. 散风
D. 平喘
E. 祛瘀

78. 关于牛黄醒消丸注意事项的表述，正确的是（ ）
    A. 热毒疮疡慎用
    B. 可以长期使用
    C. 疮疡阴证者禁用
    D. 孕妇可酌情使用
    E. 只可外用不可内服

79. 某医师治疗外感风热时毒、火毒内盛所致的高热不退、烦躁不安、咽喉肿痛、舌质红绛、苔黄、脉数，常用清开灵口服液。此因该成药除清热解毒外，又能（ ）
    A. 解郁安神
    B. 镇静安神
    C. 化痰安神
    D. 养心安神
    E. 止痉安神

80. 苁蓉通便口服液的功能是（ ）
    A. 滋阴补肾
    B. 健脾利湿
    C. 清热通便
    D. 养阴清热
    E. 活血润燥

81. 调经剂在使用中应注意的是（ ）
    A. 本类中成药大多性寒，易伤阳损脾，故脾胃虚寒者慎用
    B. 本类中成药大多辛散苦燥，有伤阴耗血或损伤脾胃之弊，故阴虚血少或脾胃虚弱者慎用
    C. 本类中成药均含有活血祛瘀药，故孕妇慎用
    D. 本类中成药大多苦寒清泄，阴性疮疡脓水清稀、疮面凹陷者不宜应用
    E. 本类部分中成药含活血甚则破血之品，不宜过量久服，孕妇及气虚体弱者当慎用

82. 固经丸的药物组成（ ）
    A. 酒龟甲、炒白芍、盐关黄柏、黄芩、麸炒椿皮、醋香附
    B. 酒龟甲、炒白芍、盐关黄柏、酒黄芩、麸炒椿皮、香附
    C. 酒龟甲、炒白芍、盐关黄柏、酒黄芩、麸炒椿皮、醋香附
    D. 龟甲、炒白芍、盐关黄柏、酒黄芩、麸炒椿皮、醋香附
    E. 龟甲、炒白芍、盐关黄柏、黄芩、麸炒椿皮、醋香附

83. 具有凉血止血、清热除湿、化瘀止痛的调经剂是（ ）
    A. 宫血宁胶囊
    B. 更年安片
    C. 坤宝丸
    D. 固经丸
    E. 艾附暖宫丸

84. 具有健胃消积、驱虫功能的消导剂是（ ）
    A. 小儿消食片
    B. 小儿化食丸
    C. 一捻金
    D. 健脾消食丸
    E. 肥儿丸

85. 化瘀生新剂——生化丸中称为君药的是（ ）
    A. 甘草
    B. 干姜（炒炭）

C. 桃仁 D. 川芎
E. 当归

86. 桂枝茯苓丸属于( )
   A. 活血消癥剂 B. 调理通乳剂
   C. 化瘀生新剂 D. 清热祛湿止带剂
   E. 健脾祛湿止带剂

87. 六合定中丸除和胃消食外，又能( )
   A. 辟瘟解毒 B. 祛暑除湿
   C. 清热解毒 D. 益气生津
   E. 祛风除湿

88. 主治小儿饮食积滞、痰热蕴肺所致的咳嗽、夜间加重、喉间痰鸣、腹胀、口臭的清宣降气化痰剂是( )
   A. 小儿咳喘灵颗粒（口服液） B. 小儿消积止咳口服液
   C. 清宣止咳颗粒 D. 鹭鸶咯丸
   E. 儿童清肺丸（合剂）

89. 与冰硼散具有相同功能的是( )
   A. 桂林西瓜霜（胶囊、含片） B. 复方鱼腥草片
   C. 六神丸 D. 玄麦甘桔含片（颗粒）
   E. 清音丸

90. 六味安消散除和胃健脾、消积导滞外，又能( )
   A. 降气止呕 B. 活血止痛
   C. 理气消肿 D. 清利湿热
   E. 疏肝散结

91. 用温黄酒或温开水送服的接骨疗伤剂是( )
   A. 跌打丸 B. 舒筋活血片（胶囊）
   C. 活血止痛散（胶囊、片） D. 七厘散（胶囊）
   E. 接骨丸

二、B 型题（配伍选择题。共 22 题，每题 1 分。备选答案在前，试题在后。每组若干题。每组题均对应同一组备选答案。每题只有一个正确答案，每个备选答案可重复选用，也可不选用）

A. 复方丹参片
B. 丹七片
C. 逐瘀通脉胶囊
D. 元胡止痛片（颗粒、胶囊、口服液、滴丸）
E. 速效救心丸

92. 脑出血患者禁用的内科常用中成药是( )
93. 孕妇及胃阴不足者慎用的内科常用中成药是( )

94. 孕妇、月经期及有出血倾向者慎用的内科常用中成药是( )
95. 孕妇慎用的内科常用中成药是( )
96. 孕妇禁用的内科常用中成药是( )

  A. 白术（炒）   B. 川木通
  C. 羌活   D. 焦山楂
  E. 石决明

97. 保和丸的药物组成中含有( )
98. 枳实导滞丸的药物组成中含有( )
99. 川芎茶调散的药物组成中含有( )
100. 天麻钩藤颗粒的药物组成中含有( )
101. 八正合剂的药物组成中含有( )

  A. 解毒消肿剂   B. 治烧伤剂
  C. 生肌敛疮剂   D. 治疹痒剂
  E. 消热消痤剂

102. 连翘败毒丸属于( )
103. 紫草膏属于( )
104. 当归苦参丸属于( )

  A. 益母草颗粒（膏、胶囊、口服液）
  B. 妇科十味片
  C. 七制香附丸
  D. 安坤颗粒
  E. 乌鸡白凤丸（片）

105. ( )主要具有舒肝理气、养血调经的功能。
106. ( )主要具有滋阴清热、养血调经的功能。
107. ( )主要具有活血调经的功能。
108. ( )主要具有补气养血、调经止带的功能。
109. ( )主要具有养血舒肝、调经止痛的功能。

  A. 主以补涩，兼以行散 B. 主以清热、除湿、止带，兼以养血、疏肝
  C. 苦寒清燥   D. 主以清利，兼以行血
  E. 清中兼涩，补中兼散

110. 白带丸的全方配伍意义( )
111. 花红颗粒（片）的全方配伍意义( )
112. 妇炎平胶囊的全方配伍意义( )
113. 千金止带丸的全方配伍意义( )

三、C 型题（综合分析选择题。共 4 题，每题 1 分。每题的备选答案中只有一个最佳答案）

患者证见骨蒸盗汗，心烦易怒，消渴多食，遗精尿赤，足膝热痛，舌红少苔，脉细数。中医辨证之后处方大补阴丸。

114. 大补阴丸的药物组成不包括（　　）
　　A. 熟地黄　　　　　　　　B. 醋龟甲
　　C. 盐知母　　　　　　　　D. 盐黄柏
　　E. 山茱萸

115. 大补阴丸的功能是（　　）
　　A. 滋阴补肾　　　　　　　B. 滋肾补阴
　　C. 滋阴降火　　　　　　　D. 滋肾养肺
　　E. 滋阴清热，补肾益肺

116. 大补阴丸的主治病证不包括（　　）
　　A. 神疲口燥　　　　　　　B. 阴虚火旺
　　C. 潮热盗汗　　　　　　　D. 咳嗽咯血
　　E. 耳鸣遗精

117. 对大补阴丸的合理用药指导意见或者解释存在错误的是（　　）
　　A. 气虚发热者慎用　　　　B. 忌食辛辣食物
　　C. 忌食油腻食物　　　　　D. 痰湿内阻者忌用
　　E. 脘腹胀满者慎用

四、X 型题（多项选择题。共 3 题，每题 1 分。每题的备选答案中有 2 个或 2 个以上正确，少选或多选均不得分）

118. 参芪降糖胶囊与养胃舒胶囊的共同功能有（　　）
　　A. 健脾　　　　　　　　　B. 补肾
　　C. 益气　　　　　　　　　D. 养阴
　　E. 行气导滞

119. 解表清里剂——葛根芩连丸（微丸）的药物组成（　　）
　　A. 葛根　　　　　　　　　B. 黄芩
　　C. 黄连　　　　　　　　　D. 大黄
　　E. 炙甘草

120. 祛暑避秽剂主要具有（　　）作用。
　　A. 清暑　　　　　　　　　B. 利湿
　　C. 辟瘟解毒　　　　　　　D. 化湿和中
　　E. 益气生津

第一部分 常用单味中药参考答案及解析

一、A 型题

1.【试题答案】 D

【试题解析】本题考查要点是"止血药——侧柏叶的功效"。侧柏叶的功效：凉血止血，祛痰止咳，生发乌发。因此，本题的正确答案是 D。

2.【试题答案】 D

【试题解析】本题考查要点是"清热泻火药——知母的性能特点"。知母的性能特点：苦寒清泄，甘而滋润，清热之力虽稍逊石膏，但却擅长滋阴润燥。善清上中下三焦之热而滋润，上能清肺润燥，中能清胃生津，下能滋阴降火，有良好的清热泻火、滋阴润燥之功。因此，本题的正确答案是 D。

3.【试题答案】 C

【试题解析】本题考查要点是"攻下药——芦荟的主治病证"。芦荟的主治病证：①热结便秘，肝经实火，肝热惊风；②小儿疳积，虫积腹痛；③癣疮（外用）。因此，本题的正确答案是 C。

4.【试题答案】 A

【试题解析】本题考查要点是"祛风湿药——木瓜的主治病证"。木瓜的主治病证：①风湿痹痛，筋脉拘挛，脚气肿痛；②湿浊中阻所致吐泻转筋；③消化不良证。因此，本题的正确答案是 A。

5.【试题答案】 B

【试题解析】本题考查要点是"芳香化湿药——苍术的功效"。苍术的功效：燥湿健脾，祛风湿，发汗，明目。因此，本题的正确答案是 B。

6.【试题答案】 E

【试题解析】本题考查要点是"理气药——木香的主治病证"。木香主治病证：①脾胃气滞之脘腹胀痛。②下痢腹痛、里急后重。③脾运失常、肝失疏泄之胁肋胀痛、泄泻。④脾虚气滞之食少吐泻。因此，本题的正确答案是 E。

7.【试题答案】 D

【试题解析】本题考查要点是"蜂蜜的功效"。
(1) 大枣的功效：补中益气，养血安神，缓和药性。
(2) 山药的功效：益气养阴，补脾肺肾，固精止带。
(3) 黄芪的功效：补气升阳，益卫固表，托毒生肌，利水消肿。
(4) 蜂蜜的功效：补中缓急，润肺止咳，滑肠通便，解毒。
(5) 甘草的功效：益气补中，祛痰止咳，解毒，缓急止痛，缓和药性。
因此，本题的正确答案是 D。

8.【试题答案】　　D

【试题解析】本题考查要点是"补血药——何首乌的来源"。何首乌的来源：蓼科植物何首乌的干燥块根。因此，本题的正确答案为D。

9.【试题答案】　　E

【试题解析】本题考查要点是"刺五加的功效"。刺五加的功效：补气健脾，益肾强腰，养心安神，活血通络。因此，本题的正确答案是E。

10.【试题答案】　　D

【试题解析】本题考查要点是"麝香的性能特点"。

（1）麝香的性能特点：本品辛香走窜，温通行散，入心、脾经，善开通窍闭。既为开窍醒神之良药，治闭证神昏无论寒热皆宜；又为活血通经、止痛之佳品，治瘀血诸证无论新久皆可。此外，取其活血通经之功，还常用于疮肿、死胎及胞衣不下等。

（2）远志的性能特点：本品辛散苦泄温通，入心、肺、肾经。既助心阳、益心气，使肾气上交于心而安神益智，又祛痰而开窍，善治心神不安或痰阻心窍诸证。还祛痰止咳、消散痈肿，治痰多咳嗽及疮痈肿痛。

（3）石菖蒲的性能特点：本品辛散苦泄，芳香温通，归心、胃经。既善化痰湿、开窍闭，治痰湿蒙闭心窍诸证；又能宁心神、和胃气，治心气亏虚之心悸失眠、健忘恍惚，以及湿浊中阻与噤口痢等证。

（4）苏合香的性能特点：本品芳香辛散，温通开郁，入心、脾经。既善辟秽开窍，治寒闭神昏；又能温散止痛，治胸痹腹痛。

（5）龙骨的性能特点：本品甘涩微寒，入心、肝经，生煅用性效有别。生用微寒质重镇潜，长于镇惊安神、平肝潜阳，治心神不安、肝阳上亢常用。煅后平而涩敛，内服收敛固脱，治滑脱之证每投；外用收湿敛疮，治湿疹湿疮可选。

因此，本题的正确答案是D。

11.【试题答案】　　A

【试题解析】本题考查要点是"利水渗湿药——广金钱草的来源"。广金钱草的来源：豆科植物广金钱草的干燥地上部分。因此，本题的正确答案为A。

12.【试题答案】　　A

【试题解析】本题考查要点是"补阴药——枸杞子的来源"。枸杞子的来源：茄科植物宁夏枸杞的干燥成熟果实。因此，本题的正确答案为A。

13.【试题答案】　　D

【试题解析】本题考查要点是"止咳平喘药——紫菀、款冬花的功效"。

（1）紫菀的功效：润肺下气，化痰止咳。

（2）款冬花的功效：润肺下气，止咳化痰。

因此，本题食物正确答案是D。

14.【试题答案】　　C

【试题解析】本题考查要点是"辛温解表药——藁本的来源"。藁本的来源：伞形科植物藁本或辽藁本的干燥根茎及根。因此，本题的正确答案为C。

15. 【试题答案】   E

【试题解析】本题考查要点是"活血祛瘀药——莪术的来源"。莪术的来源：姜科植物蓬莪术、广西莪术或温郁金的干燥根茎。因此，本题的正确答案为E。

16. 【试题答案】   D

【试题解析】本题考查要点是"淫羊藿的功效"。淫羊藿的功效：补肾阳，强筋骨，祛风湿。因此，本题的正确答案是D。

17. 【试题答案】   E

【试题解析】本题考查要点是"利水渗湿药——石韦的来源"。石韦的来源：水龙骨科植物庐山石韦、石韦或有柄石韦的干燥叶。因此，本题的正确答案为E。

18. 【试题答案】   C

【试题解析】本题考查要点是"芥子的使用注意"。芥子的使用注意：外敷能刺激皮肤，引起发疱，故皮肤过敏者慎用。因此，本题的正确答案是C。

19. 【试题答案】   E

【试题解析】本题考查要点是"安神药——珍珠的功效"。珍珠的功效：安神定惊，明目除翳，解毒敛疮，润肤祛斑。因此，本题的正确答案是E。

20. 【试题答案】   B

【试题解析】本题考查要点是"开窍药的性能功效"。凡具辛香走窜之性，以开窍醒神为主要功效的药物，称为开窍药。本类药辛香行散，性善走窜，主入心经，功能通闭开窍、苏醒神志。因此，本题的正确答案是B。

21. 【试题答案】   D

【试题解析】本题考查要点是"补气药——太子参的来源"。太子参的来源：石竹科植物孩儿参的干燥块根。因此，本题的正确答案为D。

22. 【试题答案】   B

【试题解析】本题考查要点是"辛凉解表药——柴胡的来源"。柴胡的来源：伞形科植物柴胡或狭叶柴胡的干燥根。按性状不同，分别习称"北柴胡"和"南柴胡"。因此，本题的正确答案为B。

23. 【试题答案】   A

【试题解析】本题考查要点是"祛风湿药——防己的药理"。防己提取物粉防己碱具有抗炎、镇痛、解热、抗菌、抗过敏、免疫抑制、抑制血小板聚集、降血压、抑制心脏和抗心律失常、扩张冠状动脉、抗心肌缺氧、抗肿瘤、抗矽肺、抗过氧化及松弛横纹肌等作用。因此，本题的正确答案为A。

24. 【试题答案】   C

【试题解析】本题考查要点是"收涩药——乌梅的来源"。乌梅的来源：蔷薇科植物梅的干燥近成熟果实。因此，本题的正确答案为C。

二、B型题

25~26.【试题答案】 C、A

【试题解析】本题的考查要点是"理气药——沉香"。

（1）沉香的功效：行气止痛，温中止呕，温肾纳气。主治：①寒凝气滞之胸腹胀闷作痛。②胃寒呕吐。③下元虚冷、肾不纳气之虚喘，痰饮咳喘，咳喘属上盛下虚者。

（2）薤白的功效：通阳散结，行气导滞。主治：①痰浊闭阻胸阳之胸痹证（症见胸闷作痛或兼见喘息、咳喘等）。②胃肠气滞，泻痢里急后重。

（3）甘松的功效：行气止痛，开郁醒脾。主治：①思虑伤脾或寒郁气滞引起的胸闷、脘腹胀痛、不思饮食。②湿脚气。

（4）香附的功效：疏肝理气，调经止痛。主治：①肝气郁滞之胸胁、脘腹胀痛，疝气痛。②肝郁月经不调、痛经、乳房胀痛。③脾胃气滞，脘腹胀痛。

（5）川楝子的功效：行气止痛，杀虫，疗癣。主治：①肝气郁滞或肝胃不和之胸胁、脘腹胀痛，疝气痛。②虫积腹痛。③头癣。

27~29.【试题答案】 C、B、A

【试题解析】本组题考查要点是"化痰药的功效"。

（1）瓜蒌的功效：清肺润燥化痰，利气宽胸，消肿散结，润肠通便。

（2）竹沥的功效：清热化痰。

（3）竹茹的功效：清化热痰，除烦止呕，安胎。

（4）海藻的功效：消痰软坚，利水消肿。

（5）昆布的功效：消痰软坚，利水消肿。

30~32.【试题答案】 C、D、E

【试题解析】本组题考查要点是"安神药的性味归经"。

（1）磁石的性味归经：咸，寒。归肝、心、肾经。

（2）酸枣仁的性味归经：甘、酸，平。归心、肝、胆经。

（3）远志的性味归经：辛、苦，温。归心、肾、肺经。

33~35.【试题答案】 A、E、C

【试题解析】本组题考查要点是"清热药——野菊花、熊胆、秦皮的功效"。

（1）野菊花的功效：清热解毒，疏风平肝。

（2）熊胆的功效：清热解毒，明目，止痉。

（3）秦皮的功效：清热解毒，燥湿止带，清肝明目。

36~40.【试题答案】 A、A、D、E、C

【试题解析】本组题考查要点是"理气药的主治病证"。

（1）乌药的主治病证：①寒郁气滞之胸闷胁痛、脘腹胀痛、疝痛及痛经；②肾阳不足、膀胱虚寒之小便频数、遗尿。

（2）佛手的主治病证：①肝郁气滞之胸闷胁痛；②脾胃气滞之脘腹胀痛；③咳嗽痰多。

(3) 甘松的主治病证：①思虑伤脾或寒郁气滞引起的胸闷、脘腹胀痛、不思饮食；②湿脚气。

(4) 柿蒂的主治病证：胃失和降之呃逆证。

(5) 青木香的主治病证：①肝胃气滞之胸胁胀满，脘腹疼痛；②痧胀腹痛，泻痢腹痛；③蛇虫咬伤，痈肿疔毒，湿疮。

41~43.【试题答案】 B、C、E

【试题解析】本组题考查要点是"止血药的性味归经"。
(1) 侧柏叶的性味归经：苦、涩，微寒。归肺、肝、脾、大肠经。
(2) 炮姜的性味归经：苦、辛，热。归脾、胃、肝经。
(3) 茜草的性味归经：苦，寒。归肝经。

44~46.【试题答案】 C、A、E

【试题解析】本组题考查要点是"化痰止咳平喘药的性味归经"。
(1) 芥子的性味归经：辛，温。归肺经。
(2) 浙贝母的性味归经：苦，寒。归肺、心经。
(3) 白果的性味归经：甘、苦、涩，平。有小毒。归肺、肾经。

47~49.【试题答案】 D、B、E

【试题解析】本组题考查要点是"活血祛瘀药——西红花、刘寄奴、北刘寄奴的功效"。
(1) 西红花的功效：活血祛瘀，凉血解毒，解郁安神。
(2) 刘寄奴的功效：破血通经，散寒止痛，消食化积。
(3) 北刘寄奴的功效：活血祛瘀，通经止痛，凉血止血，清热利湿。

50~52.【试题答案】 B、C、C

【试题解析】本组题考查要点是"麝香与石菖蒲的主治病证"。
(1) 冰片的主治病证：①热病神昏，中风痰厥，中恶神昏，胸痹心痛；②疮疡肿毒，咽喉肿痛，口舌生疮，目赤肿痛，耳道流脓。
(2) 麝香的主治病证：①热病神昏，中风痰厥，气郁暴厥，中恶神昏；②经闭，癥瘕，难产死胎；③胸痹心痛，心腹暴痛，痹痛麻木，跌打损伤；④疮肿，瘰疬，咽喉肿痛。
(3) 石菖蒲的主治病证：①痰湿蒙蔽心窍之神昏，癫痫，耳聋，耳鸣；②心气不足之心悸失眠、健忘恍惚；③湿浊中阻之脘腹痞胀，噤口痢。
(4) 苏合香的主治病证：①寒闭神昏；②胸痹心痛，胸闷腹痛。
(5) 安息香的主治病证：①闭证神昏；②心腹疼痛；③产后血晕，痹痛日久。

53~55.【试题答案】 B、A、C

【试题解析】本组题考查要点是"补虚药的功效"。
(1) 蛤蚧的功效：补肺气，定喘嗽，助肾阳，益精血。
(2) 冬虫夏草的功效：益肾补肺，止血化痰。
(3) 紫河车的功效：温肾补精，养血益气。
(4) 龙眼肉的功效：补心脾，益气血，安心神。
(5) 淫羊藿的功效：补肾阳，强筋骨，祛风湿。

56～59.【试题答案】 A、C、D、B

【试题解析】本组题考查要点是"杀虫燥湿止痒药的功效"。

（1）雄黄的功效：解毒，杀虫，燥湿祛痰，截疟定惊。

（2）白矾的功效：外用解毒杀虫，燥湿止痒；内服止血止泻，清热消痰。

（3）轻粉的功效：外用杀虫、攻毒、敛疮；内服祛痰消积，逐水通便。

（4）蛇床子的功效：燥湿祛风，杀虫止痒，温肾壮阳。

（5）土荆皮的功效：杀虫，疗癣，止痒。

60～62.【试题答案】 E、B、A

【试题解析】本组题考查要点是"补虚药——西洋参、刺五加、绞股蓝的功效"。

（1）西洋参的功效：补气养阴，清火生津。西洋参主治病证：①阴虚火旺之咳嗽痰血；②热病气阴两伤之烦倦；③津液不足之口干舌燥，内热消渴。

（2）刺五加的功效：补气健脾，益肾强腰，养心安神，活血通络。刺五加主治病证：①脾虚乏力，食欲不振，气虚浮肿；②肾虚腰膝酸软，小儿行迟；③心悸气短，失眠多梦，健忘；④胸痹心痛，痹痛日久，跌打肿痛。

（3）绞股蓝的功效：健脾益气，祛痰止咳，清热解毒。绞股蓝主治病证：①气虚乏力，气津两虚；②痰热咳喘，燥痰劳嗽；③热毒疮痈，癌肿。

三、C 型题

63.【试题答案】 E

【试题解析】本题考查的要点是"牛黄的主治病证"。牛黄的主治病证：①热毒疮肿，咽喉肿烂，口舌生疮，瘰疬；②温病高热动风，小儿急惊抽搐，痰热癫痫；③温病热入心包神昏，中风痰热神昏。因此，本题的正确答案是E。

64.【试题答案】 A

【试题解析】本题考查的要点是"牛黄的使用注意"。牛黄的使用注意：本品性凉，故非实热证不宜用，孕妇慎服。因此，本题的正确答案是A。

65.【试题答案】 C

【试题解析】本题考查的要点是"牛黄的药理作用"。牛黄的药理作用：本品有抗病毒、抗炎、抗惊厥、镇静、镇痛、强心、抗实验性心律失常、降血压、解毒、调节胆汁排泄及保肝等作用。因此，本题的正确答案是C。

66.【试题答案】 B

【试题解析】本题考查的要点是"蟾酥的性味归经"。蟾酥的性味归经：辛，温。有毒。归心经。因此，本题的正确答案是B。

67.【试题答案】 D

【试题解析】本题考查的要点是"蟾酥的主治病证"。蟾酥的主治病证：①痈疽疔疮，咽喉肿痛，龋齿作痛；②痧胀腹痛吐泻，甚则昏厥。因此，本题的正确答案是D。

68.【试题答案】 A

【试题解析】本题考查的要点是"蟾酥的使用注意"。蟾酥的使用注意：本品毒大，发疱腐蚀性强，故外用不可入目。孕妇忌用。因此，本题的正确答案是 A。

四、X 型题

69.【试题答案】 ABCE

【试题解析】本题考查的要点是"常用清热药"。

（1）清热药：①竹叶的功效：清热除烦，生津，利尿。②栀子的功效：泻火除烦，清热利尿，凉血解毒，消肿止痛。③黄连的功效：清热燥湿，泻火解毒。④连翘的功效：清热解毒，疏散风热，消肿散结，利尿。

（2）解表药：浮萍的功效：发汗解表，透疹止痒，利水消肿。

所以，竹叶、栀子、黄连、连翘都属于清热药，而浮萍是解表药。因此，本题的正确答案是 ABCE。

70.【试题答案】 ABCDE

【试题解析】本题考查的要点是"药物的性能功效"。

（1）凡具辛香走窜之性，以开窍醒神为主要功效的药物，称为开窍药。本类药辛香行散，性善走窜，主入心经，功能通闭开窍、苏醒神志。

（2）凡以发散表邪、解除表证为主要功效的药物，称为解表药。本类药多具辛味，主入肺与膀胱经，性善发散，能使肌表之邪外散或从汗而解。主具发散解表功效，兼能宣肺、利水、透疹、祛风湿等。

（3）凡气味芳香，以化湿运脾为主要功效的药物，称为芳香化湿药。本类药多辛香湿燥，主入脾、胃经，功能化湿醒脾或燥湿运脾，兼解暑发表。

（4）凡以疏畅气机为主要功效的药物，称为理气药。本类药味多辛苦，气多芳香，性多偏温，主归脾、胃、肝、肺经，善于行散或泄降，主能理气调中、疏肝解郁、理气宽胸、行气止痛、破气散结，兼能消积、燥湿。

（5）凡以通利血脉、促进血行、消散瘀血为主要功效的药物，称为活血祛瘀药或活血化瘀药，简称活血药。其中活血作用较强者，又称破血药。本类药味多辛苦，多归心、肝经而入血分，善走散通利，促进血行。主具活血化瘀之功，并通过活血化瘀而产生调经、止痛、消癥、消肿及祛瘀生新等作用。

因此，本题的正确答案是 ABCDE。

71.【试题答案】 BD

【试题解析】本题考查的要点是"黄连的配伍"。黄连的配伍：①黄连配木香：黄连苦寒，功能清热燥湿、泻火解毒；木香辛苦性温，功能理肠胃气滞而止痛。两药相合，既清热燥湿解毒，又理气止痛，治湿热泻痢腹痛、里急后重每用。②黄连配吴茱萸：黄连苦寒，功能清热燥湿泻火；吴茱萸辛苦而热，功能燥湿疏肝下气。两药相合，既清热泻火燥湿，又疏肝和胃制酸，治肝火犯胃、湿热中阻之呕吐泛酸。③黄连配半夏、瓜蒌：黄连苦寒，功能清热燥湿泻火；半夏辛苦而温，功能燥湿化痰、消痞散结；瓜蒌甘寒，功能清热化痰、利气宽胸。三药相合，既泻火化痰，又消散痞结，治痰火互结之结胸证效佳。因此，本题的正确答案是 BD。

72.【试题答案】 ABCD

【试题解析】本题考查的要点是"常用单味中药的主治病证"。

（1）干姜的主治病证：①脾胃受寒或虚寒所致腹痛、呕吐、泄泻；②亡阳欲脱；③寒饮咳喘。

（2）半夏的主治病证：①痰多咳喘，痰饮眩悸，风痰眩晕，痰厥头痛；②胃气上逆，恶心呕吐；③胸脘痞闷，梅核气，瘿瘤痰核，痈疽肿毒。

（3）竹茹的主治病证：①肺热咳嗽、咳痰黄稠；②痰火内扰之心烦失眠；③胃热呕吐，妊娠恶阻；④胎热胎动。

（4）赭石的主治病证：①肝阳上亢之头晕目眩；②嗳气、呃逆、呕吐、喘息；③血热气逆之吐血、衄血、崩漏。

（5）常山的主治病证：①胸中痰饮；②疟疾。

因此，本题的正确答案是 ABCD。

73.【试题答案】 CD

【试题解析】本题考查的要点是"驱虫药的主治病证"。

（1）使君子的主治病证：①蛔虫病，蛲虫病；②小儿疳积。

（2）苦楝皮的主治病证：①蛔虫病，蛲虫病，钩虫病；②头癣，疥疮。

（3）槟榔的主治病证：①绦虫病，姜片虫病，蛔虫病，蛲虫病，钩虫病等；②食积气滞之腹胀、便秘，泻痢里急后重；③水肿，脚气浮肿；④疟疾。

（4）南瓜子的主治病证：绦虫病，蛔虫病，钩虫病，血吸虫病。

（5）榧子的主治病症：①虫积腹痛；②肠燥便秘；③肺燥咳嗽。

因此，本题的正确答案是 CD。

74.【试题答案】 ACE

【试题解析】本题考查要点是"补骨脂的功效"。补骨脂的功效：补肾壮阳，固精缩尿，温脾止泻，纳气平喘。因此，本题的正确答案是 ACE。

75.【试题答案】 BC

【试题解析】本题考查要点是"雄黄、蛇床子的性能特点"。

（1）轻粉的性能特点：本品辛寒燥烈有毒，既入肾肝经，又入大肠经。外用善攻毒杀虫敛疮，治疥癣梅毒，疮疡溃烂；内服能祛痰消积、逐水通便，治痰涎积滞、水肿鼓胀。

（2）雄黄的性能特点：本品辛苦温燥，以毒攻毒，多作外用，少作内服。能解毒杀虫、燥湿去痰、截疟定惊，既治疮肿、疥癣、蛇伤及虫积，又治哮喘、疟疾及惊痫。

（3）蛇床子的性能特点：本品辛苦温燥，专入肾经，主以祛邪，兼以扶正。既善燥湿祛风、杀虫止痒，治阴部湿痒、湿疹、湿疮、疥癣、寒湿带下及湿痹腰痛；又能温肾壮阳，治肾虚阳痿、宫冷不孕。

(4) 白矾的性能特点：本品酸涩收敛，性寒清泄，药力较强，应用广泛。外用解毒杀虫、燥湿止痒，内服止血止泻、清热消痰。此外，还能祛湿热而退黄疸。

(5) 硫黄的性能特点：本品酸温有毒，入肾与大肠经。外用善杀虫止痒，治疥癣湿疹瘙痒；内服能壮阳通便，治肾阳不足诸证。

因此，本题的正确答案是 BC。

第二部分　常用中成药参考答案及解析

一、A 型题

76.【试题答案】　A

【试题解析】本题考查要点是"清肝利胆剂——茵栀黄口服液的主治"。茵栀黄口服液的主治：肝胆湿热所致的黄疸，症见面目悉黄、胸胁胀痛、恶心呕吐、小便黄赤；急、慢性肝炎见上述证候者。因此，本题的正确答案是 A。

77.【试题答案】　A

【试题解析】本题考查要点是"止咳平喘剂——橘红丸的功能"。橘红丸功能是清肺，化痰，止咳。因此，本题的正确答案是 A。

78.【试题答案】　C

【试题解析】本题考查要点是"解毒消肿剂——牛黄醒消丸的注意事项"。牛黄醒消丸的注意事项：孕妇禁用。疮疡阴证者禁用。脾胃虚弱、身体虚者慎用。不宜长期使用。若用药后出现皮肤过敏反应应及时停用。忌食辛辣、油腻食物及海鲜等发物。因此，本题的正确答案是 C。

79.【试题答案】　B

【试题解析】本题考查要点是"开窍剂——清开灵口服液的功能"。清开灵口服液（胶囊、软胶囊、颗粒、滴丸、片、泡腾片）功能是清热解毒，镇静安神。因此，本题的正确答案是 B。

80.【试题答案】　A

【试题解析】本题考查要点是"苁蓉通便口服液的功能"。苁蓉通便口服液的功能：滋阴补肾，润肠通便。因此，本题的正确答案是 A。

81.【试题答案】　E

【试题解析】本题考查要点是"调经剂的使用注意"。临证须根据中成药的功效与主治，辨证合理选用。本类部分中成药含活血甚则破血之品，不宜过量久服，孕妇及气虚体弱者当慎用。因此，本题的正确答案是 E。

82.【试题答案】　C

【试题解析】本题考查要点是"固崩止血剂——固经丸的药物组成"。固经丸的药物组成：酒龟甲、炒白芍、盐关黄柏、酒黄芩、麸炒椿皮、醋香附。因此，本题的正确答案是 C。

83. 【试题答案】 A

【试题解析】本题考查要点是"调经剂——宫血宁胶囊的功能"。
（1）宫血宁胶囊的功能：凉血止血，清热除湿，化瘀止痛。
（2）更年安片的功能：滋阴清热，除烦安神。
（3）坤宝丸的功能：滋补肝肾，养血安神。
（4）固经丸的功能：滋阴清热、固经止带。
（5）艾附暖宫丸的功能：理气养血，暖宫调经。
因此，本题的正确答案是A。

84. 【试题答案】 C

【试题解析】本题考查要点是"调经剂——坤宝丸的用法用量"。
（1）宫血宁胶囊的用法用量：口服。月经过多或子宫出血期：一次1~2粒，一日3次，血止停服。慢性盆腔炎：一次2粒，一日3次，四周为一疗程。
（2）更年安片的用法用量：口服。一次6片，1日2~3次。
（3）坤宝丸的用法用量：口服。一次50粒，一日2次，连续服用2个月或遵医嘱。
（4）固经丸的用法用量：口服。一次6g，一日2次。
（5）艾附暖宫丸的用法用量：口服。小蜜丸一次9g，大蜜丸一次1丸。一日2~3次。
因此，本题的正确答案是C。

85. 【试题答案】 E

【试题解析】本题考查要点是"化瘀生新剂——生化丸的方义简释"。生化丸的方义简释：方中当归甘补温润，辛温行散，善补血活血、祛瘀生新、调经止痛，故为君药。

川芎辛温行散，入血走气，善活血祛瘀、行气止痛；桃仁苦泄性平，善活血通经、祛瘀生新。二药合用，助君药活血祛瘀止痛，故为臣药。

干姜炒炭即为炮姜，其苦辛温散，微涩收敛，善温经散寒止痛，故为佐药。

甘草甘缓性平，既补中缓急，又调和诸药，故为使药。

全方配伍，甘补温通，祛瘀生新，共奏养血祛瘀、温经止痛之功，故治产后受寒、寒凝瘀滞所致的产后病。

因此，本题的正确答案是E。

86. 【试题答案】 A

【试题解析】本题考查要点是"活血消癥剂——桂枝茯苓丸"。
（1）活血消癥剂包括：桂枝茯苓丸。
（2）调理通乳剂包括：下乳涌泉散、通乳颗粒。
（3）化瘀生新剂包括：生化丸、产复康颗粒。
（4）清热祛湿止带剂包括：白带丸、妇科千金片、妇炎平胶囊、花红颗粒（片）、消糜栓、保妇康栓（泡沫剂）。
（5）健脾祛湿止带剂包括：千金止带丸。
因此，本题的正确答案是A。

87. 【试题答案】 B

【试题解析】本题考查要点是"祛暑剂——六合定中丸的功能"。六合定中丸功能：祛暑除湿，和中消食。因此，本题的正确答案是B。

88. 【试题答案】 B

【试题解析】本题考查要点是"清宣降气化痰剂——小儿消积止咳口服液的主治"。

（1）小儿咳喘灵颗粒（口服液）的主治：小儿外感风热所致的感冒、咳喘，症见发热、恶风、微有汗出、咳嗽咯痰、咳喘气促；上呼吸道感染、支气管炎、肺炎见上述证候者。

（2）小儿消积止咳口服液的主治：小儿饮食积滞、痰热蕴肺所致的咳嗽、夜间加重、喉间痰鸣、腹胀、口臭。

（3）清宣止咳颗粒的主治：小儿外感风热所致的咳嗽，症见咳嗽、咳痰、发热或鼻塞、流涕、微恶风寒、咽红或痛、苔薄黄等。

（4）鹭鸶咯丸的主治：痰浊阻肺所致的顿咳、咳嗽，症见咳嗽阵作、痰鸣气促、咽干声哑；百日咳见上述证候者。

（5）儿童清肺丸（合剂）的主治：小儿风寒外束、肺经痰热所致的面赤身热、咳嗽气促、痰多黏稠、咽痛声哑。

因此，本题的正确答案是B。

89. 【试题答案】 A

【试题解析】本题考查要点是"冰硼散与桂林西瓜霜（胶囊、含片）的功能"。

（1）冰硼散的功能：清热解毒，消肿止痛。
（2）桂林西瓜霜（胶囊、含片）的功能：清热解毒，消肿止痛。
（3）复方鱼腥草片的功能：清热解毒。
（4）六神丸的功能：清热解毒，消肿利咽，化腐止痛。
（5）玄麦甘桔含片（颗粒）的功能：清热滋阴，祛痰利咽。
（6）清音丸的功能：清热利咽，生津润燥。

因此，本题的正确答案是A。

90. 【试题答案】 B

【试题解析】本题考查要点是"消导剂——六味安消散的功能"。六味安消散（胶囊）的功能：和胃健脾，消积导滞，活血止痛。因此，本题的正确答案是B。

91. 【试题答案】 C

【试题解析】本题考查要点是"接骨疗伤剂——活血止痛散（胶囊、片）的用法用量"。

（1）跌打丸的用法用量：口服。一次1丸，一日2次。

（2）舒筋活血片（胶囊）的用法用量：口服。片剂：一次5片，一日3次。胶囊剂：一次5粒，一日3次。

（3）活血止痛散（胶囊、片）的用法用量：口服。散剂：用温黄酒或温开水送服，一次1.5g，一日2次。胶囊剂：用温黄酒或温开水送服，一次4粒，一日2次。片剂：用温黄酒或温开水送服，一次3片，一日2次。

(4) 七厘散（胶囊）的用法用量：散剂：口服，一次 1~1.5g，一日 1~3 次；外用，调敷患处。胶囊剂：口服，一次 2~3 粒，一日 1~3 次；外用，以内容物调敷患处。

(5) 接骨丸的用法用量：口服。一次 3g，一日 2 次。

因此，本题的正确答案是 C。

二、B 型题

92~96.【试题答案】 C、D、B、A、E

【试题解析】本组题考查要点是"常用活血剂的注意事项"。

(1) 复方丹参片的注意事项：孕妇慎用。寒凝血瘀胸痹心痛者不宜使用，脾胃虚寒者慎用。服药期间，忌食生冷、辛辣、油腻食物，忌烟酒、浓茶。治疗期间，如心绞痛持续发作，宜加用硝酸酯类药。如果出现剧烈心绞痛、心肌梗死等，应及时送医院救治。个别人服药后胃脘不适，宜饭后服用。

(2) 丹七片的注意事项：孕妇、月经期及有出血倾向者慎用。在治疗期间，心绞痛持续发作，宜加用硝酸酯类药。若出现剧烈心绞痛，心肌梗死，应及时救治。

(3) 逐瘀通脉胶囊的注意事项：脑出血患者禁用。孕妇、体虚、肝肾功能不全者忌用。脑梗死急性期应与一般综合治疗结合使用。

(4) 元胡止痛片（颗粒、胶囊、口服液、滴丸）的注意事项：孕妇及胃阴不足者慎用。

(5) 速效救心丸的注意事项：孕妇禁用。气阴两虚、心肾阴虚之胸痹心痛者，有过敏史者及伴中重度心力衰竭的心肌缺血者慎用。服药期间，忌食生冷、辛辣、油腻食物，忌吸烟饮酒、喝浓茶。治疗期间，心绞痛持续发作宜加用硝酸酯类药。如果出现剧烈心绞痛、心肌梗死等，应及时救治。据报道，服用本品偶有引发口腔溃疡、口唇肿胀、急性荨麻疹及全身性皮疹的不良反应，使用时应注意。

97~101.【试题答案】 D、A、C、E、B

【试题解析】本组题考查要点是"内科常用中成药的药物组成"。

(1) 保和丸的药物组成：焦山楂、六神曲（炒）、炒莱菔子、炒麦芽、半夏（制）、陈皮、茯苓、连翘。

(2) 枳实导滞丸的药物组成：枳实（炒）、大黄、六神曲（炒）、黄芩、黄连（姜汁炒）、茯苓、白术（炒）、泽泻。

(3) 川芎茶调散的药物组成：川芎、羌活、白芷、荆芥、薄荷、防风、细辛、甘草。

(4) 天麻钩藤颗粒的药物组成：天麻、钩藤、石决明、栀子、黄芩、牛膝、盐杜仲、益母草、桑寄生、首乌藤、茯苓。

(5) 八正合剂的药物组成：川木通、车前子（炒）、瞿麦、萹蓄、滑石、灯心草、栀子、大黄、甘草。

102~104.【试题答案】 A、C、E

【试题解析】本组题考查要点是"治疮疡剂的分类及常用中成药"。

(1) 解毒消肿剂包括：连翘败毒丸、牛黄醒消丸、如意金黄散。

(2) 生肌敛疮剂包括：生肌玉红膏、紫草膏、拔毒生肌散。

（3）清热消痤剂包括：当归苦参丸。

105~109.【试题答案】 C、D、A、E、B

【试题解析】本组题考查要点是"常用调经剂的功能"。
（1）益母草颗粒（膏、胶囊、口服液）的功能：活血调经。
（2）妇科十味片的功能：养血舒肝，调经止痛。
（3）七制香附丸的功能：舒肝理气，养血调经。
（4）安坤颗粒的功能：滋阴清热，养血调经。
（5）乌鸡白凤丸（片）的功能：补气养血，调经止带。

110~113.【试题答案】 B、D、C、A

【试题解析】本组题考查要点是"常用止带剂的配伍意义"。
（1）白带丸的全方配伍，苦寒与甘辛并施，主以清热、除湿、止带，兼以养血、疏肝，故善治湿热下注兼血虚肝郁所致的带下病，症见带下量多、色黄、有味等。
（2）花红颗粒（片）的全方配伍，主以清利，兼以行血，共奏清热除湿、燥湿止带、祛瘀止痛之功，故善治湿热瘀滞所致的带下病、月经不调；慢性盆腔炎、附件炎、子宫内膜炎属湿热瘀滞者亦可用之。
（3）妇炎平胶囊的全方配伍，苦寒清燥，共奏清热解毒、燥湿止带、杀虫止痒之功，故治湿热下注所致的带下病、阴痒，以及滴虫、霉菌、细菌引起的阴道炎、外阴炎属湿热下注者。
（4）千金止带丸的全方配伍，主以补涩，兼以行散，标本同治，共奏健脾补肾、调经止带之功，故善治脾肾两虚所致的月经不调、带下病，症见月经先后不定期、量多或淋沥不净、色淡无块，或带下量多、色白清稀、神疲乏力、腰膝酸软。

三、C型题

114.【试题答案】 E

【试题解析】本题考查要点是"大补阴丸的药物组成"。大补阴丸的药物组成：熟地黄、醋龟甲、盐知母、盐黄柏、猪脊髓。因此，本题的正确答案是E。

115.【试题答案】 C

【试题解析】本题考查要点是"大补阴丸的功能"。大补阴丸的功能：滋阴降火。因此，本题的正确答案是C。

116.【试题答案】 A

【试题解析】本题考查要点是"大补阴丸的主治"。大补阴丸的主治：阴虚火旺，潮热盗汗，咳嗽咯血，耳鸣遗精。因此，本题的正确答案是A。

117.【试题答案】 D

【试题解析】本题考查要点是"大补阴丸的注意事项"。大补阴丸的注意事项：感冒、气虚发热、火热实证、脾胃虚弱、痰湿内阻、脘腹胀满、食少便溏者慎用。服药期间，忌食辛辣、油腻食物。因此，本题的正确答案是D。

四、X型题

118.【试题答案】 ACD

【试题解析】本题考查要点是"补虚剂——参芪降糖胶囊、养胃舒胶囊的功能"。
（1）参芪降糖胶囊（颗粒、片）的功能：益气养阴，健脾补肾。
（2）养胃舒胶囊（颗粒）的功能：益气养阴，健脾和胃，行气导滞。

119.【试题答案】 ABCE

【试题解析】本题考查要点是"解表清里剂——葛根芩连丸（微丸）的药物组成"。葛根芩连丸（微丸）的药物组成：葛根、黄芩、黄连、炙甘草。因此，本题的正确答案是ABCE。

120.【试题答案】 AC

【试题解析】本题考查要点是"祛暑避秽剂的功能主治"。祛暑避秽剂主要具有清暑、辟瘟解毒作用。因此，本题的正确答案是AC。